誘導ボイスつき

影森式

パニック障害改善メソッド

セルフワークBOOK

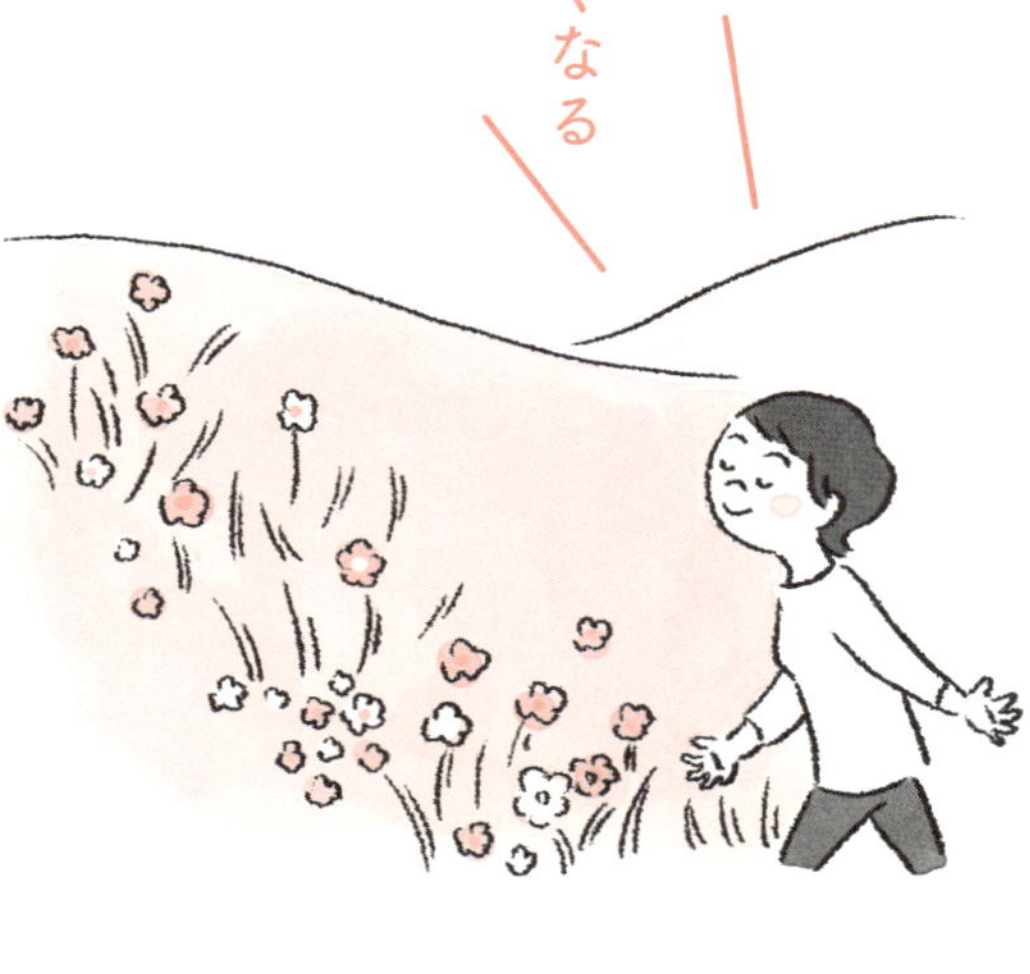

鍼灸師・心理カウンセラー
影森佳代子

河出書房新社

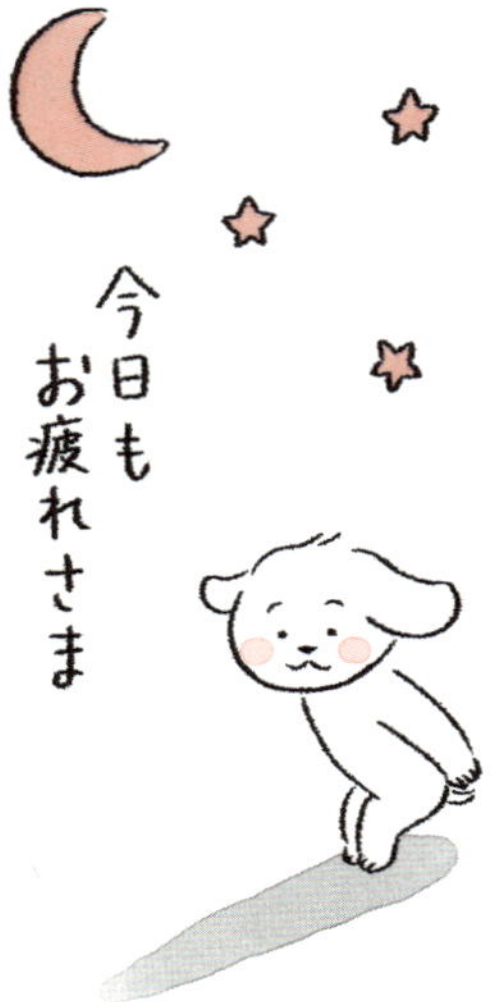
今日もお疲れさま

はじめに

はじめに

パニック障害を克服する「影森式メソッド」のワークブック（実践編）となる本書を手に取っていただき、ありがとうございます。

このワークブックは、外出ができず、病院や治療院での受診がむずかしい方や、文字を読むのがつらい方でも、ひとりでメソッドを実践できるようにした一冊です。

私は、２００６年に鍼灸院《しんきゅういん》を開業して以来、パニック障害や自律神経失調症など、からだと心の不調に苦しむ方々に、鍼灸とカウンセリングでサポートおよびケアを行なってきました。

「怖くて電車に乗れない」

「混んでいる電車に乗ると心臓がバクバクする」

「髪をカットしたいのに、美容院でじっとしていることができない」

「ひとりで遠出ができない」

「また発作が起きたらどうしようと不安になる」


あなたは、このような悩みをお持ちではないでしょうか。

じつは私もそうでした。


私がパニック障害の患者さんの施術を始めたのは、私自身がパニック障害を患《わずら》い、長い時間をかけて治した経験があるからです。

パニック症状のつらさを知っているからこそ、ひとりでも多くの方に、パニック障害を克服してほしいと願ってのことでした。

そして、私自身がパニック障害を克服した経緯と、鍼灸院でパニック障害の患者さんを改善へと導いてきた「影森式メソッド」を、前著『パニック障害　大丈夫！かならずよくなる』で紹介しました。


「〈影森式メソッド〉を実践したら、電車に乗れるようになった」

「スーパーでゆっくり買い物できるようになった」

「少しずつ行動範囲が広がり、行ける場所が増えてきた」

本を読んでいただいた方から、このような喜びの声を数多くいただきました。

しかしその一方、

「〈おもち呼吸法〉のやり方が合っているかどうか、かわからない」

「イメージトレーニングをしているけれど、正しくできているか不安」

「パニック障害の症状がつらくて文字を追うことができない」

などの声も届いていました。

また、私の鍼灸院の患者さんからも、

「先生の声に誘導されながらイメージトレーニングをするとうまくできるのに、家に帰ってひとりで行なうとイメージがしにくい」

という感想をいただいていました。


そこで、本書では、誰でも簡単に実践できるようにメソッドを整理し、できるだけ簡略化するとともに、スマートフォンでQRコードを読み取ると私の音声が流れる「誘導ボイス」をつけました。

鍼灸院やオンラインカウンセリングで、患者さんにお伝えしている「おもち呼吸法」やイメージトレーニングをそのまま音声にしてお届けしていますので、「誘導ボイス」を聞くことで、直接指導している患者さんと同じようにコツをつかめると思います。

イメージトレーニングは一度マスターすれば、いろいろな場面に応用可能です。

パニック障害に長年苦しんできたあなたは、なんとか今の状況から抜け出し、もう一度、以前のような自分に戻りたいと切望していることでしょう。

あるいは、家族や友人にパニック障害に苦しんでいる方がいて、その人を助けたいという思いから本書を手に取ってくださったのかもしれません。

そんなみなさんにご理解いただきたいのは、パニック障害を一気に治す「魔法」のような方法は存在しないということです。

「じゃあ、この本を読んでも意味ないのでは？」と思われるかもしれませんね。

どうかここで本を閉じないでください。

パニック障害があっという間に治る特効薬や方法はありませんが、時間をかけて続けることで、パニック障害を克服する術《すべ》はあります。それが、私が編み出した「影森式メソッド」なのです。

①文字を読むことにあまり抵抗感のない方は、まず本書をひと通り読んでください
②次に、目を閉じて誘導ボイスに耳を傾けます
③「影森式メソッド」のおおよその流れがつかめたら、今度は誘導ボイスなしで、「おもち呼吸法」とイメージトレーニングをご自分でやってみましょう
④もう一度誘導ボイスを聞いて確認する
これらのステップをくり返し行なって、「影森式メソッド」を身につけてください

最初は、「イメージトレーニングやおもち呼吸法で本当によくなるの？」と半信半疑だと思います。鍼灸院の患者さんも、初診ではそのようにおっしゃる方が多いです。

でも、「だまされたと思って」ぜひ試してほしいのです。

続けることで道が開けていきます。

私が自信を持ってそう言えるのは、私自身がこの方法でパニック障害を克服したからで

す。そして、私の鍼灸院でパニック障害の治療を受けた方の多くが、つらい症状から解放されて、以前のような穏やかな生活を送っていらっしゃるからです。

怖かった電車に乗れるようになり、美容院で顔にタオルをかけられても動悸がしなくなり、映画館で2時間映画を楽しめるようになっています。

本書の構成は、次のようになっています。

【Part1】

すぐ実践できる「影森式メソッド」を紹介しています。誘導ボイスも活用して実践していただけたら、「パニック障害を克服できるかもしれない」という前向きな気持ちになっていただけると思います。

また、からだや心の緊張度がわかる「ガチガチ度チェック」で、ご自身がどれくらいこわばっているかを確認してみましょう。また、「おもち呼吸法」を行なうことで、どれくらいリラックスできたかを知るために、「ゆるゆる度チェック」もつけています。ご自身のからだの変化にきっと驚かれると思います。

【Part2】

パニック障害を遠ざけるためのワークと、不快症状を改善するためのツボを紹介しています。ワークは、緊張しているなと感じたときに短時間行なうだけで、からだと心をゆるめる効果が期待できます。また、パニック発作をやわらげる「お守りツボ」をはじめ、パニック障害のさまざまな症状に効くツボも紹介していますので、ぜひ取り入れてみてください。

【Part3】

あなたを苦しめているパニック障害の正体を知るための章です。パニック障害を理解することは、怖さを軽減することにつながります。「影森式メソッド」で症状が多少でも改善され、心に余裕が生まれてからでいいので読んでみてください。

【Part4】

「影森式メソッド」でパニック障害を克服した3人の女性が、発症から克服までの道のりを語ってくれました。イメージトレーニングでどのような場面を思い浮かべたかなど、具体的なことも教えてくれているので、きっとあなたの役に立つでしょう。

また、あなたと同じようにつらい症状に悩み、苦しんだ人が、パニック障害から解放されて明るい日常を取り戻したという事実を知ることは、「影森式メソッド」を実践する励みになると思います。

私を含めてこれまでにたくさんの方が、「影森式メソッド」によってパニック障害を克服しました。

たとえうまくいかないときがあっても焦らず、あきらめず、「おもち呼吸法」とイメージトレーニングを続けてください。かならず希望の光は見えてきます。

パニック障害に苦しんでいるあなたにとって、本書が迷路を照らす灯火《ともしび》となることを心から願っています。

一歩ずつ、私と一緒に歩みを進めていきましょう。

「鎌倉ひまわり鍼灸院」鍼灸師　影森佳代子

Index

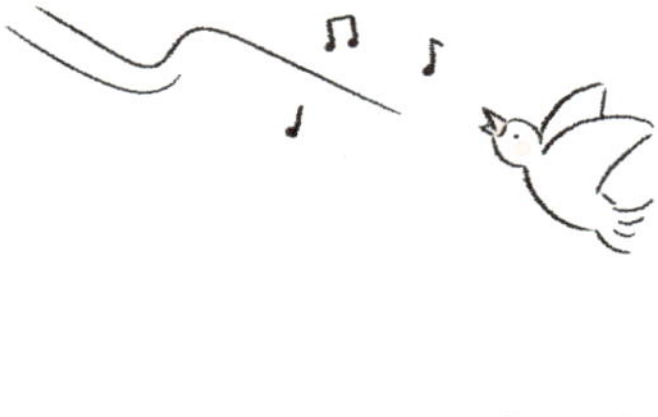

Part2

メソッドがラクにできる！不安が消える「お守りツボ」とゆるめるワーク

Part3 正しく知れば克服しやすい！パニック障害とは何か

解説

セルフでできる
これだけ！
影森式メソッド

「おもち呼吸法」で、
心とからだの緊張をほぐし（ステップ1）、
イメージトレーニング（ステップ2）で、
安心感と平常心を取り戻します。
一日2回行ないます。

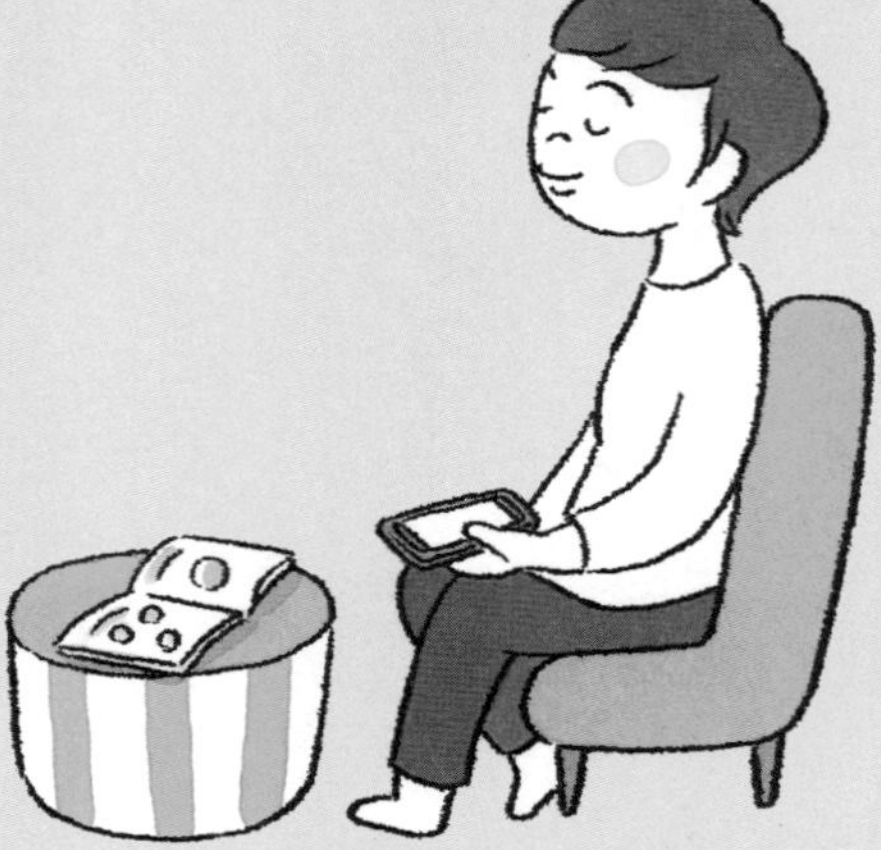

ステップ1 呼吸法でリラックス

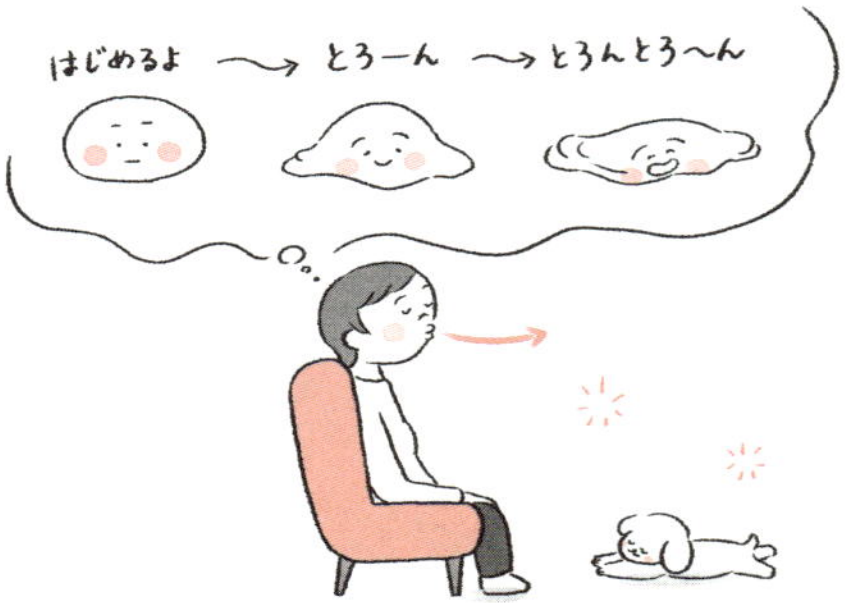

「おもち呼吸法」（または「気球呼吸法」）を５～10分

ステップ2 イメージトレーニング

① リラックスできる場面をイメージ

② 苦手な場面をイメージ

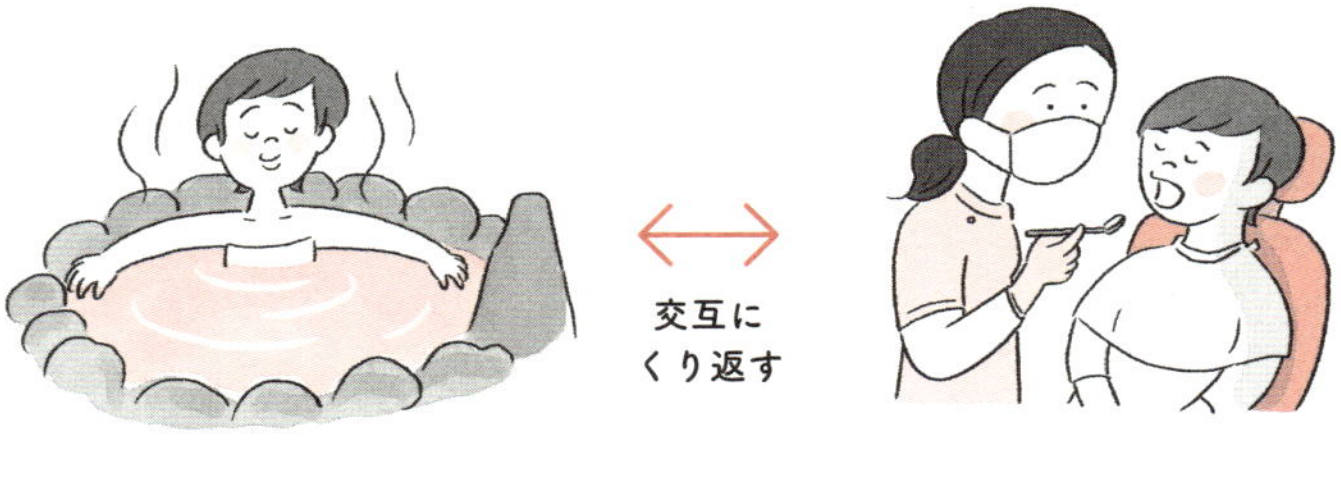

苦手な場面を落ち着いてイメージできるようになったら終了

ステップ1

呼吸法でリラックス

イライラして気が立っていたり、
嫌な思いをして落ち込んだり……、
そんな気分に左右されがちな心を
「呼吸法」で安定させましょう。
不安な気持ちが消え、
平常心を取り戻せます。

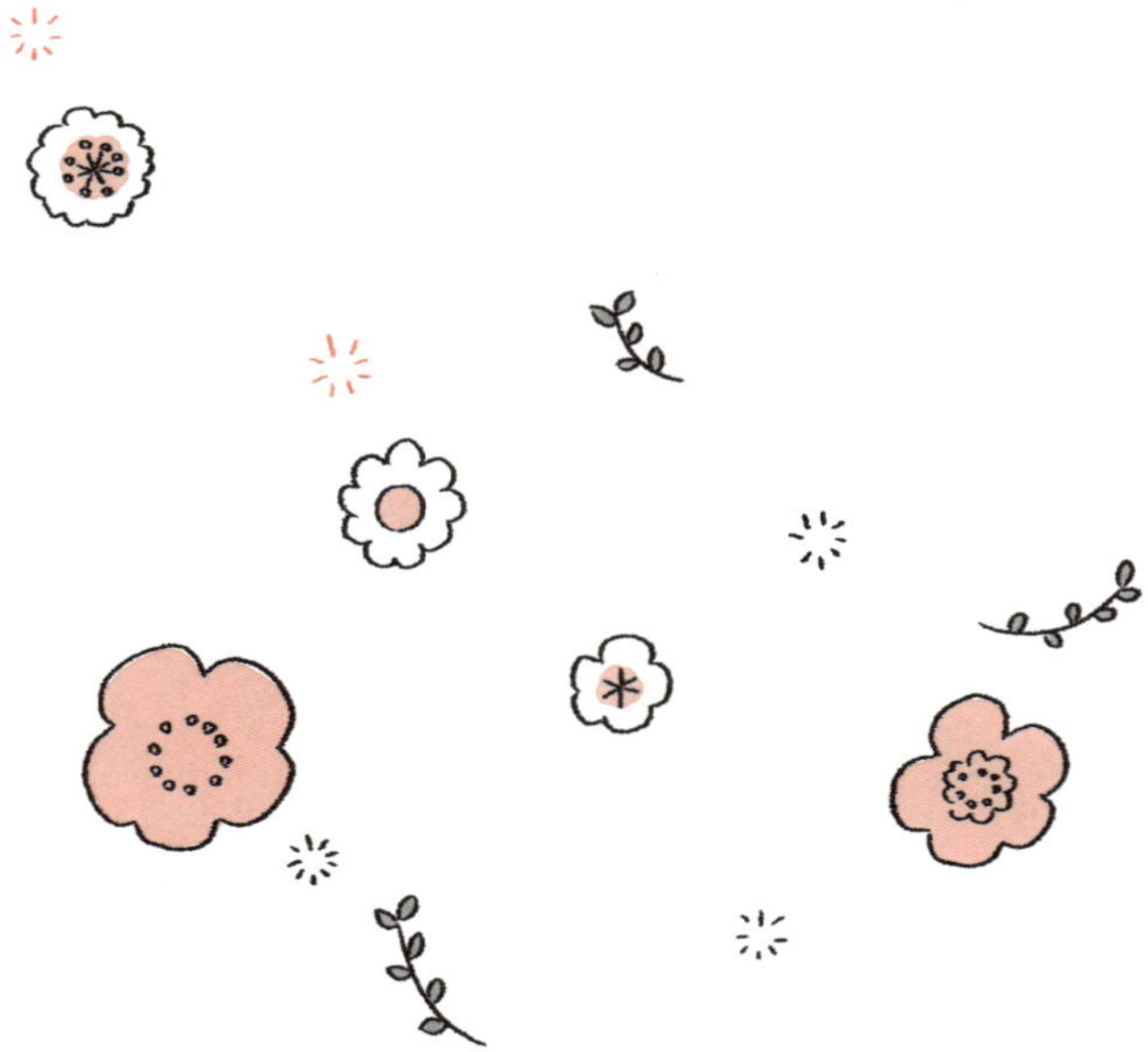

「おもち呼吸法」をする

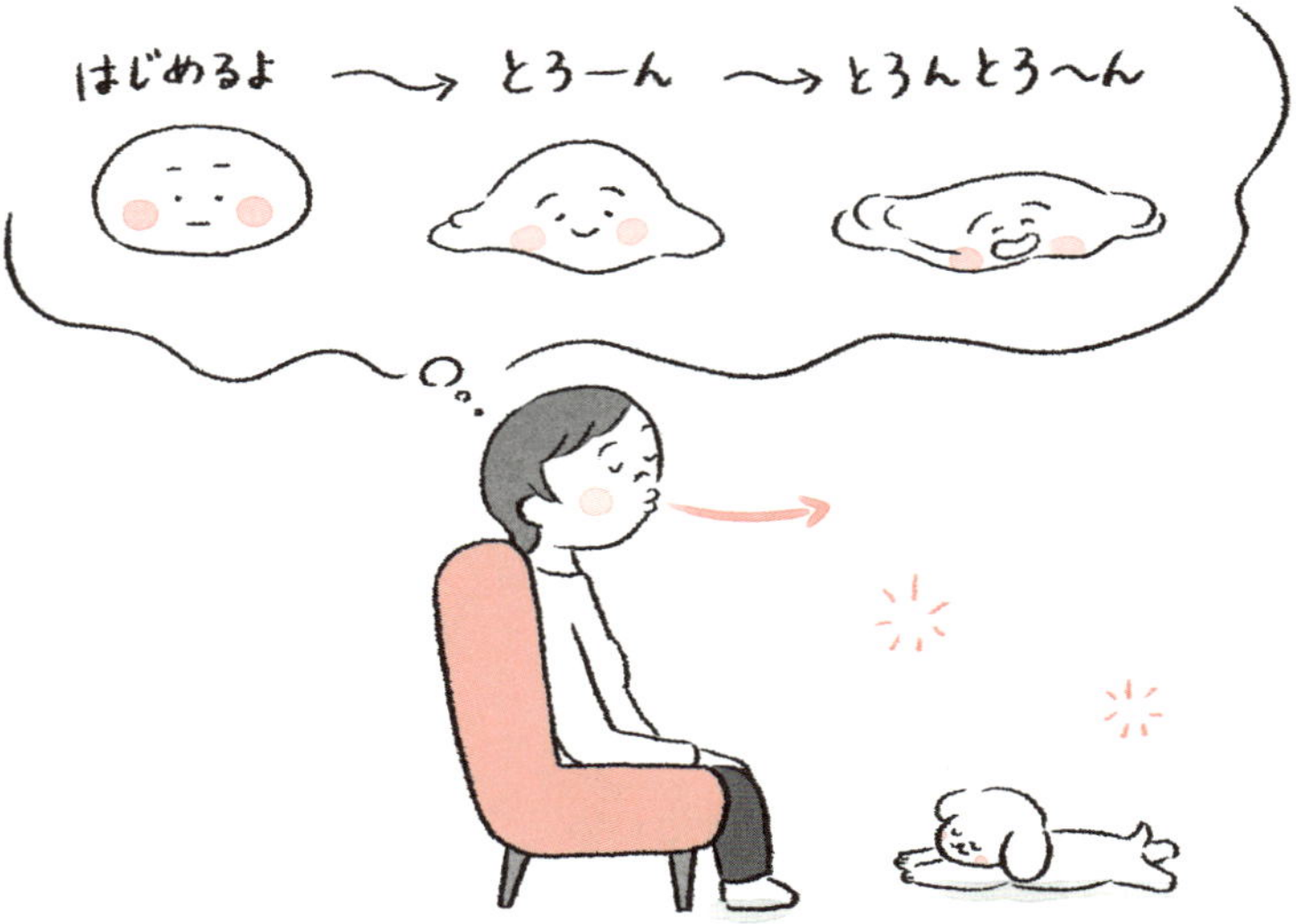

腹式呼吸をして全身の力を抜いていきます。
5〜10分ほど行なうのがおすすめです。
→詳しくは34ページから。
38ページの「誘導ボイス」も活用しましょう。

ステップ2

イメージトレーニングをする

① まず、ホッとする場面をイメージする

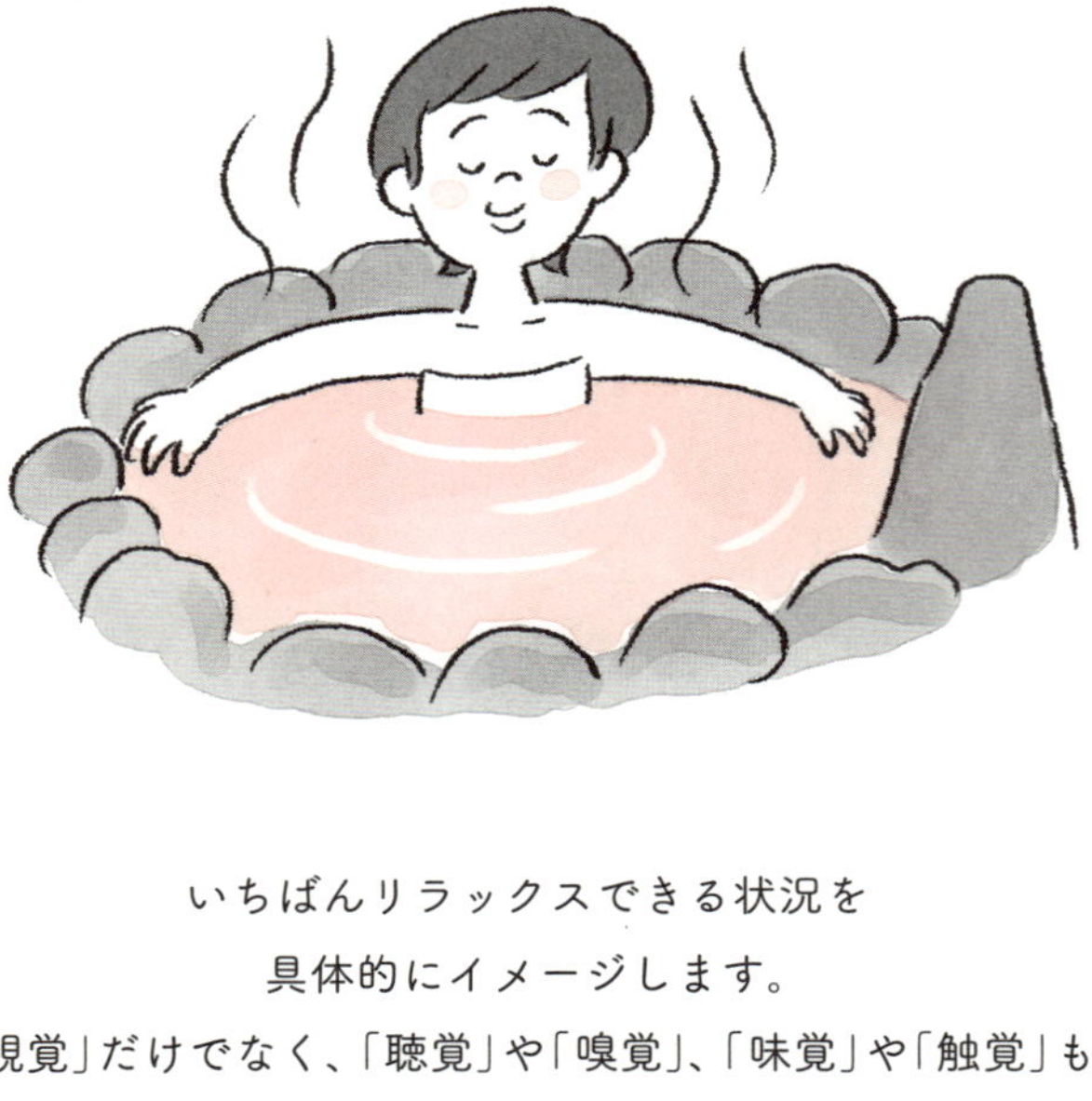

いちばんリラックスできる状況を
具体的にイメージします。
「視覚」だけでなく、「聴覚」や「嗅覚」、「味覚」や「触覚」も
使ってイメージするのがポイントです。
→ 詳しくは44ページから。「誘導ボイス」も活用しましょう。

② 次に、苦手な場面をイメージする

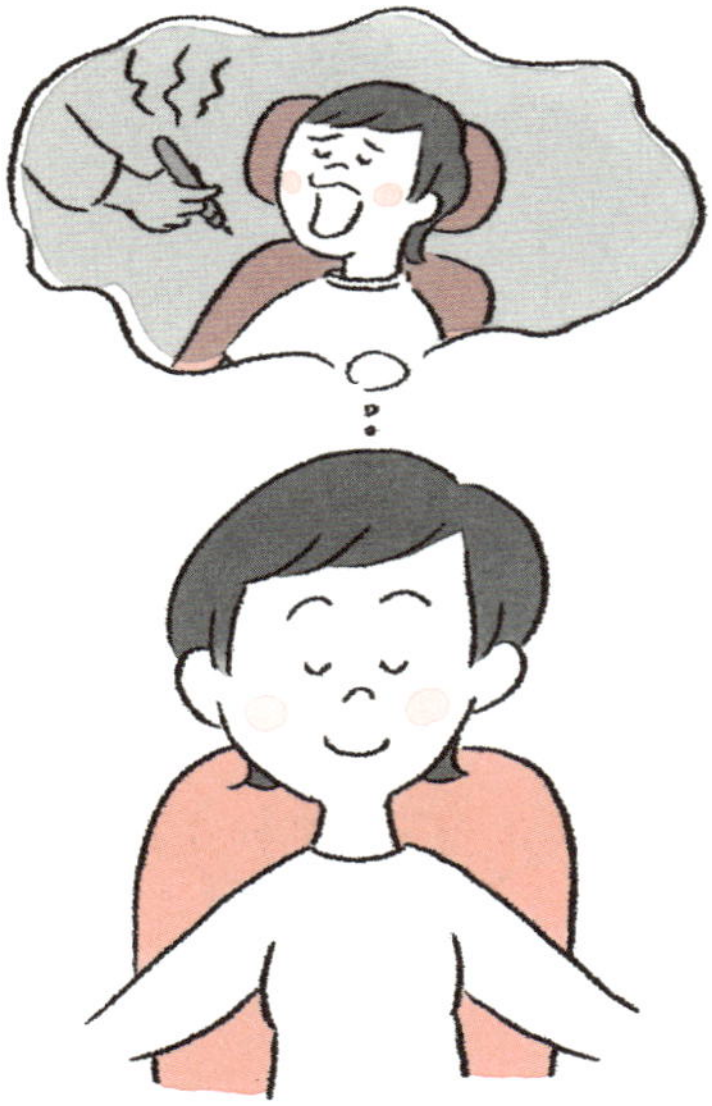

不安感が湧き起こる苦手な状況をイメージします。
ここでも五感を使って具体的に思い浮かべますが、
少しでもドキドキしたら、「ホッとする場面」に戻ります。
「おもち呼吸法」も行ってリラックス。

→ 詳しくは48ページから。「誘導ボイス」も活用しましょう。

①と②をくり返す

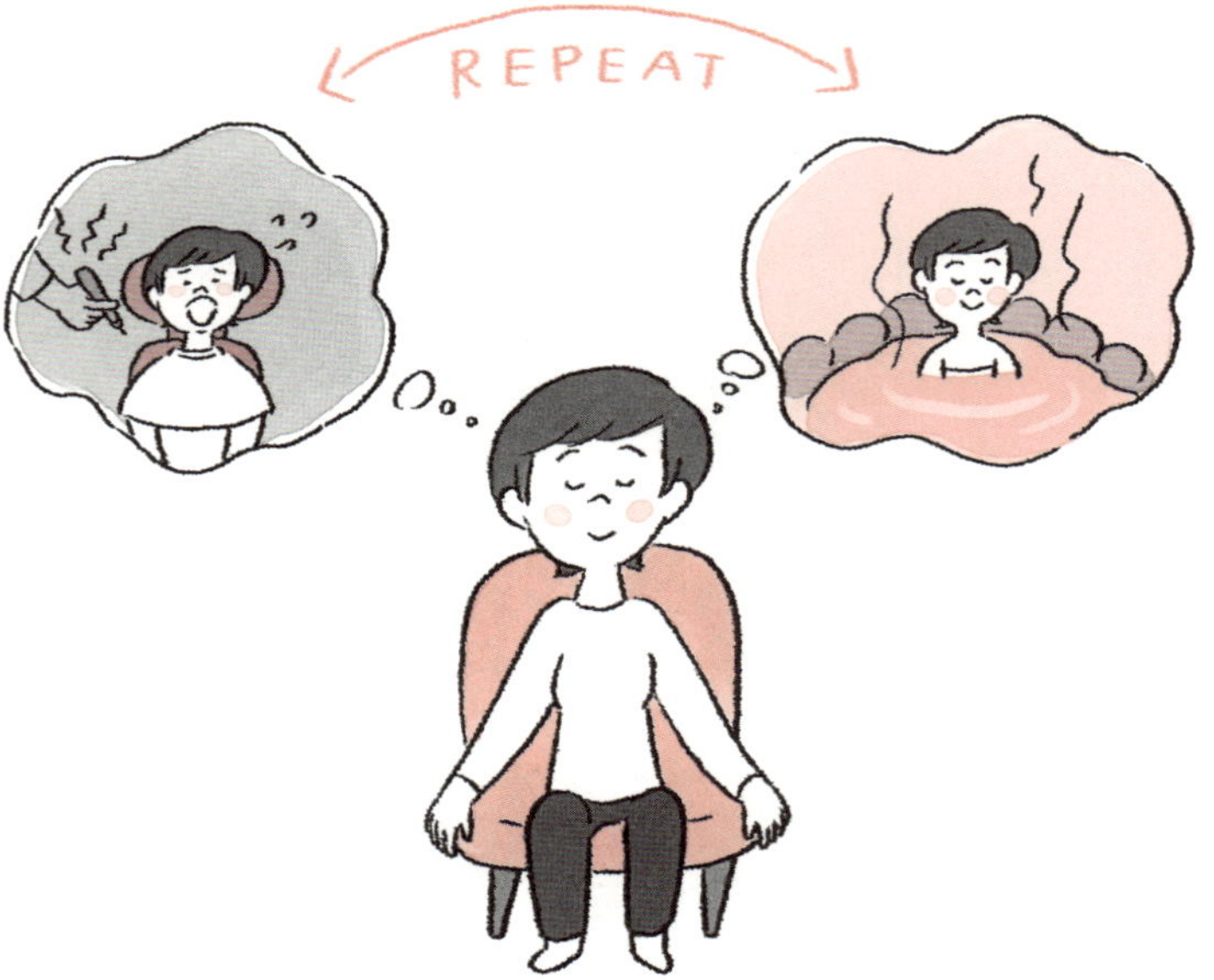

「苦手な場面」を五感を使ってイメージし、
嫌な気持ちになったり、ドキドキしてきたら
「ホッとする場面」に戻り、十分リラックスする。
これを交互にくり返します。
くり返すうちに、「苦手な場面」を思い浮かべても
平常心でいられるようになっていきます。

→ 詳しくは54ページから。

苦手な場面が
大丈夫になったら終了

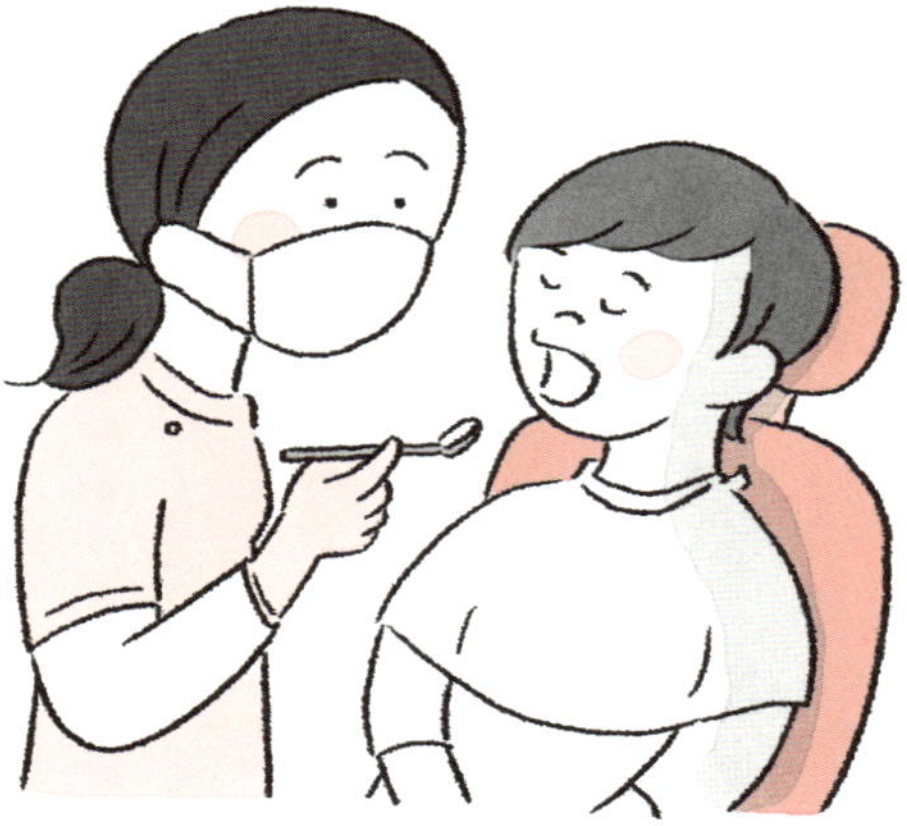

「苦手な場面」を思い浮かべても、
緊張感や息苦しさを感じなくなったら終了です。
最初は時間がかかりますが、
続けるうちに短い時間で終了できるようになります。

本書の使い方

「影森式メソッド」がどんなものかイメージできましたか？
具体的な実践方法はPart1で紹介しています。
まずは、解説文を読んで「おもち呼吸法」をやってみましょう。
実践 はQRコードによる「誘導ボイス」がついていますので、
それを聞きながら実際に行ないましょう。

おもち呼吸法について……………… 34ページ
実践 **おもち呼吸法**（誘導ボイスつき）………… 38ページ

おもち呼吸法を5〜10分ほど行ない、心身が落ち着いたら、
イメージトレーニングを始めます。

「ホッとする場面」「苦手な場面」、それぞれを「誘導ボイス」を聞きながら、イメージしてみましょう。

慣れてきたら、「誘導ボイス」なしでやってみます。

ひと通りできたら、もう一度「誘導ボイス」を聞いて、確認してください。

ひとりで続けていると、自己流になりがちなので、焦らずにくり返しながら、身につけてください。

「文字を追うとめまいがする」「文字を読んで理解しようとすると疲れてしまう」という人は「誘導ボイス」だけを聞いてみてください。

文字を読まなくても、呼吸法とイメージトレーニングのテンポやリズムを理解できるでしょう。

「影森式メソッド」について説明しているページには「解説ボイス」もついていますので、読むのがつらい人は活用してください。

もう治らない、とあきらめないでください。

深く長い呼吸ができるようになって、心とからだがゆるんできたら、
回復への大きな一歩。

「影森式メソッド」を詳しく紹介しているPart1から、さっそく実践してみましょう。

けっして焦って先を急がないでください。まずは「ゆるむ」ことが大切です。


うまくゆるめることができない人のためのワークは、Part2で紹介しています。

お灸《きゅう》やツボ押しなども利用して、しなやかな心とからだを取り戻しましょう。


Part3では、パニック障害について解説しています。

「影森式メソッド」で症状が改善されて、余裕ができたら読んでください。

あなたと同じ症状で苦しみ、「影森式メソッド」で乗り越えた方たちがたくさんいます。
Part4に登場する3人のエピソードから、
パニック障害を克服するコツやヒントをつかんでください。

Part 1

これだけやれば大丈夫！

「影森式メソッド」セルフ実践法

メソッドを始める前に――リラックスの引き出し方を知ろう

パニック障害の相談で訪れるみなさんに、いつもお伝えしていることがあります。それは、毎日メソッドを続ければ、かならず状況は変化すること、そしてパニック障害を克服できる日が来るということです。

「影森式メソッド」は、早い人では1週間ほどで効果があらわれはじめます。

ひとりでは電車に乗れず、付き添いが必要だったNさん（25歳女性）は、イメージトレーニングを自宅で1週間したあと、2回目の来院時はひとりで電車に乗ってこられました。Nさんは、発症後すぐにメソッドを始めたことも大きかったのかもしれません。早期にメソッドをスタートさせればさせるほど、回復も早くあらわれます。

このメソッドを始める前に、大切な約束ごとがあります。

それは、「心とからだがゆるんで、リラックスしているなあ」と実感できる状態を自らつくれるようになることです。

私がお伝えしている「影森式メソッド」は、呼吸法で心とからだを整え、イメージトレーニングで脳に働きかける、という方法です。イメージトレーニングを落ち着いてできるようになると、実際に苦手な場所へ行けるようになります。

このメソッドは、「苦手な状況でも、できるだけ穏やかな気持ちでいられる」というリラックス状態を自分で引き出すための練習でもあるのです。

発作を一度でも経験した人は、「また発作が起きたらどうしよう」「次は気を失ったり、錯乱したりするかもしれない」という不安に襲われることがあると思います。

そんな不安や恐怖を感じると、心臓はドキドキしはじめ、呼吸は浅く、速くなります。この浅く速い呼吸によって、交感神経が優位な状態が続くため、その作用でからだはこわばり、ますます呼吸も浅くなって悪循環に陥ります。それがさらに動悸や発汗などを生じさせ、パニック発作の引き金になってしまうこともあります。

ですから、パニック障害を克服するには、まず心とからだの緊張をときほぐし、リラックスできるようになることが、とても大切なのです。

「心臓のドキドキを止めて！」といくら強く念じても、ドキドキを止めることはできませんが、呼吸だけは自分の意思でコントロールすることが可能です。浅く、速くなっている呼吸を、深く、ゆっくりに調整することで副交感神経が優位になります。すると、からだの緊張がほぐれて、心の落ち着きも取り戻せるというわけです。

本書で解説している「おもち呼吸法」（34ページ）は、腹式呼吸をベースにした呼吸法で、とくに不安な気持ちを落ち着かせ、リラックスを引き出すために考案したものです。「おもち呼吸法」で緊張と不安をほぐせるようになったら、イメージトレーニングを始めましょう。

自律神経を整えれば、気持ちもラクになる

パニック障害を克服するには、生活を見直すことも大切です。

不規則な生活をしていたり、ストレスが多く緊張状態が長く続いていたりすると、自律神経のバランスが乱れて、さまざまな不調が出やすくなります。たとえば、睡眠不足やだるさ、食欲不振、下痢や便秘といった身体症状から、イライラや集中力低下など、精神的

な症状もあらわれます。

早寝早起きを心がけ、アルコールやたばこ、コーヒーといった刺激の強い嗜好品は控えて規則正しく生活することは、心身を健やかに保つための基本です。自律神経が整い、気持ちもラクになりますし、パニック障害の早期改善にもつながります。

自分ひとりでは生活の改善がなかなかできないという人は、自律神経を整える施術を行なっている鍼灸院に相談するのもよいと思います。

ちなみに、私の鍼灸院にいらしたパニック障害の患者さんのからだに触れると、ほとんどの人がこわばっています。からだがこわばって緊張状態にあるので、呼吸は浅く、速くなっています。

パニック障害になりやすい人は、ついついストレスをため込んで耐えてしまいがち。つまり、まじめでがまん強い人が多いといえます。ストレスでからだをガチガチにさせているのに、本人は気づいていないこともあります。

さて、あなたは、からだをこわばらせていませんか？

次のページで「ガチガチ度チェック」をやってみましょう。

からだのサインに気づこう ガチガチ度チェック

ストレスや過労が続いて、自律神経のバランスがくずれると、パニック発作を引き起こしやすくなります。とはいうものの、どんなストレスがパニック発作の原因になるのかは人それぞれです。仮にショッキングなできごとに見舞われたとしても、発作が起きる時期とタイムラグがあることも少なくありません。

パニック発作を起こした人の多くが「どうして自分にパニック発作が起きたのかわからない」というのも、この病気の特徴といえるでしょう。よくよく振り返ると、「当時は仕事にやりがいを感じていたけれど、プレッシャーも大きかった」「介護と育児に追われてつらかった」などと原因に思い当たるのですが、実際には、そこまで自分がストレスを抱えていることに気づかない人も多いのです。

心の緊張はからだの緊張と密接に結びついていますから、次のようなからだのサインをチェックすることで、心身のこわばりを自覚することができるでしょう。

＊ガチガチ度チェック

①呼吸が浅い、または気づくと息を止めていることがある。息を深く吸ったり、長く吐いたりすることができない
②首や肩がこっていて、うまく力を抜くことができない
③眉間にしわが寄って、険しい表情をしがち
④長く寝ても疲れが取れない
⑤寝つきが悪い、または夜中に何度も目が覚める
⑥無意識に肩が上がっていかり肩になっている

あなたは何項目にチェックがつきましたか？

これらはすべてストレス過多で交感神経が優位になって起こる状態です。交感神経が優位になると、筋肉がこわばり、血行が悪くなってこりが生じます。また、呼吸も浅くなるため交感神経の緊張が高まって睡眠を妨げることもあります。

ひとつでもチェックがついたら、心身がこわばっていると考え、次のページから紹介する「おもち呼吸法」などで、心とからだを「ゆるめる」練習をしていきましょう（からだのゆるめ方については、Part2でも解説しています）。

解説

いつでも、どこでもできる「おもち呼吸法」をマスターしよう

「影森式メソッド」は、「おもち呼吸法」で心とからだの緊張をほぐし、不安な気持ちを鎮《しず》めてから、イメージトレーニングを行なうという二段構えになっています。

この呼吸法をすると、頭のモヤモヤや不安な気持ちが消え、エネルギーがみなぎってくるのが実感できると思います。自律神経も整ってきますから、ぜひ習慣にしてください。

「おもち呼吸法」は、頭の上でとろけるおもちをイメージしながら息を吐くというものです。肩や首を回したりして、上半身を軽くストレッチしてから行ないましょう。

まずは息を吐きます。

ストローを吸うときのように口をすぼめ、からだの力を抜きながら「フ――」と長めに息を吐きます。このとき、頭の上でとろとろに溶けていくおもちをイメージしてみま

しょう。全身の力が抜けていくとともに、おもちが頭の上で溶けていきます。ゆっくりゆっくり、時間をかけて、少しずつ息を吐きます。

息を吐き切ったら、お腹をふくらませながら鼻から息を吸い込みます。吸うときは、好きな香りをイメージして、お腹をふくらませていきましょう。

空気を十分取り入れたら、一拍おいて、ゆっくりと少しずつ息を吐いていきます。とろとろと溶けていくおもちをイメージしながら吐きましょう。

息を吸うときは交感神経が働き、吐くときは副交感神経が優位になるので、吐く息のほうを長くするように意識してください。5～10分ほど行ないましょう。

なお、おもちだとうまくイメージができないという人は、バターやアイスなど溶けやすいものを思い浮かべてみましょう。食べ物以外では、気球をイメージして行なう「気球呼吸法」もおすすめしています（詳しくは55ページ参照）。

腹式呼吸ができているか確認してみよう

「おもち呼吸法」は、お腹を使って行なう腹式呼吸をベースにしています。

腹式呼吸では息を吸ったとき、胸とお腹の間にある横隔膜が下がって肺が広がるため、たくさんの空気を取り込むことができます。胸をふくらませる胸式呼吸では、肺に入る空気の量が腹式呼吸に比べて極端に少ないため、吐く息が長く持ちません。息を長く吐き続けられるように腹式呼吸を意識しましょう。

お腹に軽く手を当てて、深呼吸してみましょう。息を吸うときにお腹がふくらんだら腹式呼吸ができています。もし、吸うときにお腹がへこんだら、それは胸式呼吸をしているということ。また、胸式呼吸は肩が上下に動きますが、腹式呼吸では肩は動きません。

どうですか？　あなたは腹式呼吸ができそうですか。

いつでも、どこでもできる「おもち呼吸法」

「おもち呼吸法」はイメージトレーニングの前に行ないますが、それ以外にも、嫌な感情にとらわれたり、不安な気持ちが高まったりしたときなどに行なうと、気分をリセットできます。私も「胸のあたりがざわついているな」と思ったら、その場ですぐ「おもち呼吸法」をしています（※）。

最初のうちは、みなさんに座って行なうよう伝えていますが、慣れてきたら、立って行なっても問題ありません。通勤中、電車で吊り革につかまりながら「おもち呼吸法」をしている人もいます。トイレに行ったら1分でもいいのでやってみるなど、ぜひ習慣にしてほしいと思います。

まずは、一日2回を目安に続けてみましょう。からだがリラックスして眠りにつきやすくなるので、就寝前に行なうのもよいと思います。

次のページで、イラストを見ながら「おもち呼吸法」をさっそくやってみましょう。誘導ボイスのQRコードもついていますから、活用してみてください。

※発作が起こりそうなときに呼吸法を行なうと、過呼吸を引き起こすことがあります。「発作が起こりそう」と思ったら、「お守りツボ」（82ページ）を押してください。

誘導ボイス

実践
「おもち呼吸法」をやってみよう

1と2を5分間ほどくり返します。誘導ボイスを聞きながら行なってみましょう。

1 おもちが溶けるイメージで息を吐く

口をすぼめて、細く長く息を吐きます。頭の上でおもちがとろとろと溶けていくのをイメージしながら、全身の力も抜いていきます。

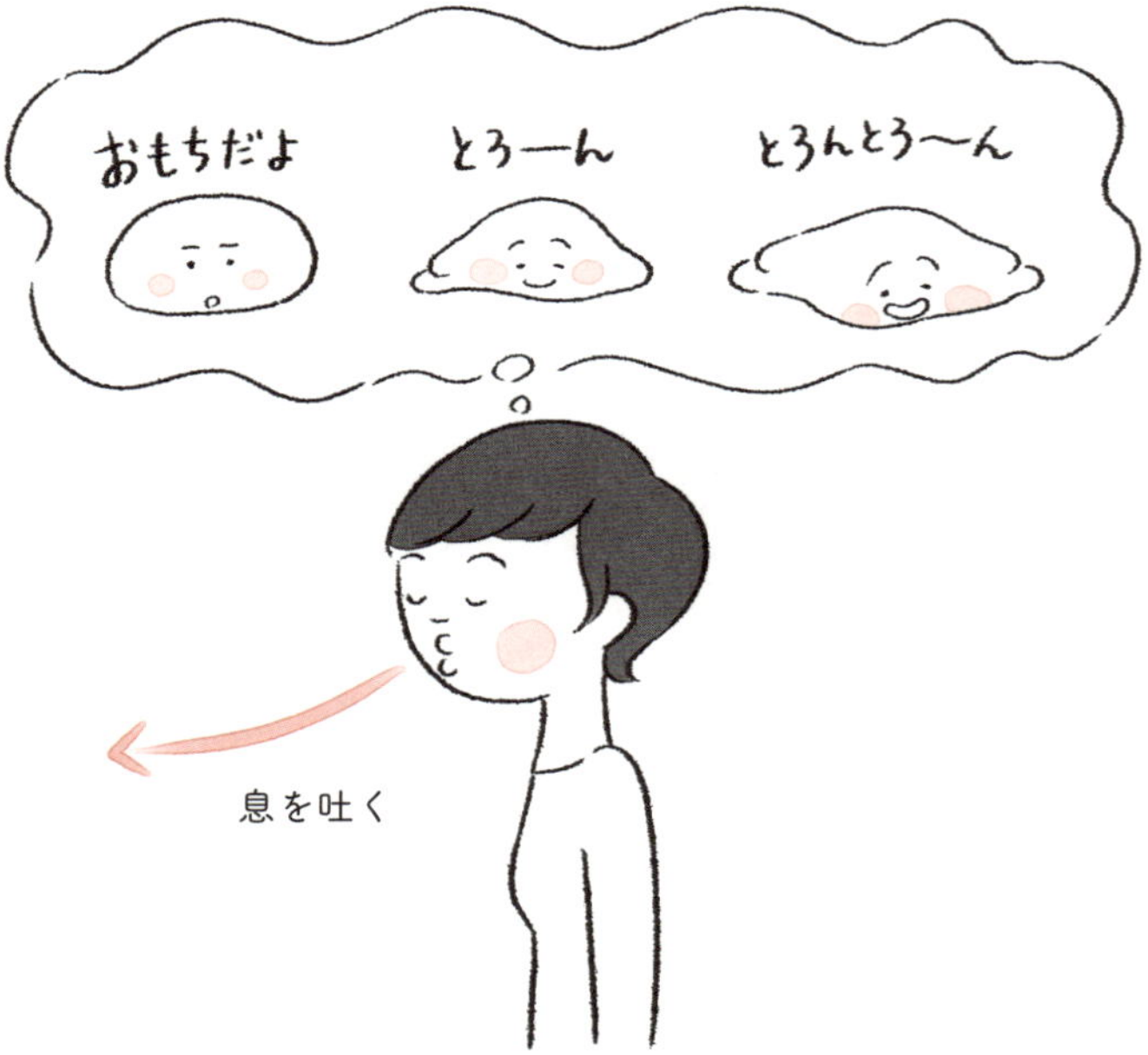

2 鼻から息を吸う

お腹をふくらませながら、ゆっくりと鼻から吸います。たっぷり空気を取り込んだら、少し息を止め、すぼめた口から少しずつ息を吐きます。
1、2をくり返します。

誘導ボイスは6分ほどあります。からだの力が抜け、リラックスできたと感じるまで行なってください。

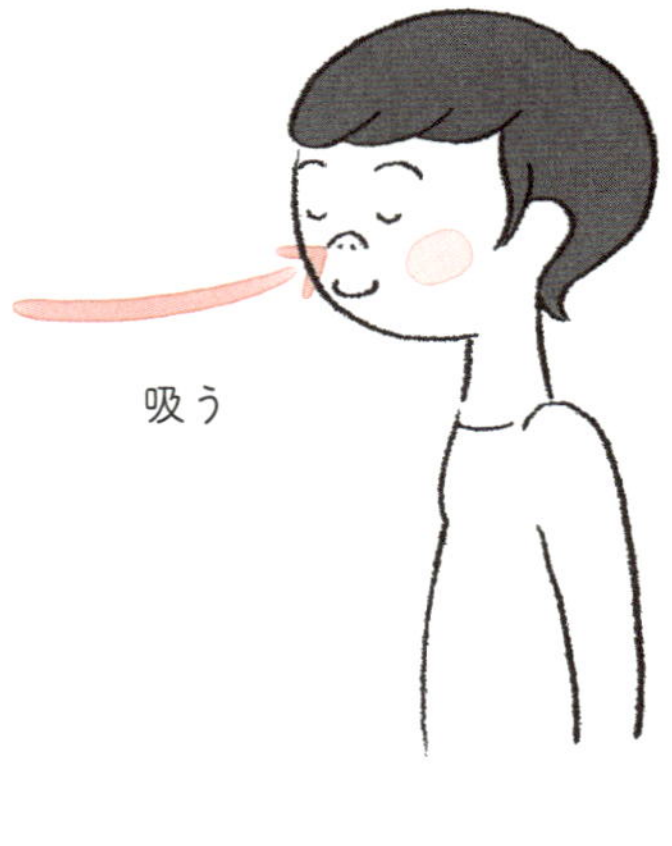

力みを取って心のこわばりも軽くするゆるゆる度チェック

「おもち呼吸法」をやってみて、いかがでしたか？

深い呼吸をすることで心身にアプローチし、気持ちを落ち着かせることが実感できたでしょうか。険《けわ》しい顔をして、肩をこわばらせていた人も、「おもち呼吸法」をしたあとは、表情もやわらかくなり、適度にからだの力が抜けてリラックスした状態になるはずです。からだがゆるむと、血行もよくなりますから、顔色もよくなりますし、倦怠感や不安感なども解消されやすくなります。

「ゆるんだなあ」と実感できると、「さっきまでガチガチにこわばっていた」ということにも気づけると思います。「たしかに最近は忙しかったな」などと、自分の心やからだに目を向けられるようになるのも、「おもち呼吸法」の効用のひとつです。

ゆるんでいるかどうか、次のチェックで確認してみましょう。

＊ゆるゆる度チェック

①深い呼吸（たっぷり吸って、ゆったり吐く）ができる
②首を前後左右に倒しても引っかかりがなくスムーズ
③表情がやわらかくなる
④朝の目覚めがよい
⑤ぐっすり眠れる
⑥肩の力が抜けている

どれかひとつでもチェックがつけば、からだがゆるんでいるということ。気持ちも落ち着いているのではないでしょうか。ゆるめる生活を続けていけば、気分の落ち込みが少なくなって、ぐっすり眠れるようにもなっていきます。

気持ちよく目覚めた朝は、誰でも気分がいいものです。からだは軽く、頭はスッキリ。心身がリラックスすれば、免疫力もアップします。Ｐａｒｔ２で、「おもち呼吸法」以外のおすすめのゆるめ方を紹介していますので、ぜひ取り入れてみてください。

解説

「影森式メソッド」イメトレをやってみよう

「影森式メソッド」は、自宅で自分のペースでリラックスしながら進めていく方法です。その気になれば、誰にでもできます。恐怖や不安と闘わなくていいし、もちろん性格を変える必要もありません。

今回は、ひとりでもかならずできるように、「まずはこれだけ」という重要な要素に絞ったバージョンを紹介します。

ステップ1　「おもち呼吸法」をする

ステップ2　イメージトレーニングをする

これを一日2回くり返します。

イメージトレーニングは、のちほど詳しく解説しますが、

①ホッとできる場所にいるところをイメージする（五感を使ってじっくり行なう）

②苦手な場所にいるところをイメージする（五感を使ってじっくり行なう）

緊張したり、ドキドキしてきたりしたらすぐ中断し、①のホッとできる場所にいるところをイメージする

十分にリラックスできたら、また②の苦手な場所をイメージする

このように①→②をくり返し、苦手な場面をイメージしても平常心でいられるようになったら終了です。苦手な場面を思い浮かべてつらくなったとき、「もうダメ！」とトレーニングをやめてしまうのではなく、すぐにリラックス場面に切り換えることが重要です。

このとき、不安感を鎮めてくれるツボを押すのもおすすめです。左腕にある「経渠《けいきょ》」と「外関《がいかん》」というツボで、私は「お守りツボ」と呼んでいます。いつでもすぐ押せるので、ぜひ覚えておきましょう。ツボ押しの助けも借りながら、イメージトレーニングをしてみましょう（82ページ）。

このイメージトレーニングを続けるうちに、苦手な場所をイメージしても、つらい症状が出ず、ラクな気持ちでいられるようになります。そうしたら、次のステップ「実際に苦手な場所に出かける」に進みます（56ページ）。ただし、焦ったり、無理に頑張ろうとしたりしないでください。まずは、苦手な場所や場面を思い浮かべても「平気」な気持ちでいられるまで、イメージトレーニングをやってみましょう。無理は禁物です。

誘導ボイス

実践

①ホッとする場面をイメージする

五感をガイドに具体的に思い浮かべる

今、あなたはリラックスできる場所にいます。五感を使って具体的にイメージしてみましょう。ここでは、高原がリラックスできる場所だとします。実際に行ったことがある高原があれば、それをイメージしましょう。

ここでは、しっかりと五感を使って思い浮かべることが大切です。

目（視覚）→耳（聴覚）→鼻（嗅覚）→口（味覚）→肌（触覚）の順に行ないます。

まずは、誘導ボイスを聞いて、どのように行なうか実際に体験してみましょう。10分ほどかかります。

1 「何が見えますか」（視覚を使って）

緑豊かな森、広々とした草原、透き通った水が流れる小川、木々の緑などが見えます。木漏れ日が気持ちいいと思える場所をイメージします。

2 「何が聞こえますか」（聴覚を使って）

そよぐ風の音、鳥のさえずりなどを聞いてください。「ああ気持ちいい」と、つぶやく自分の声に耳をすませましょう。

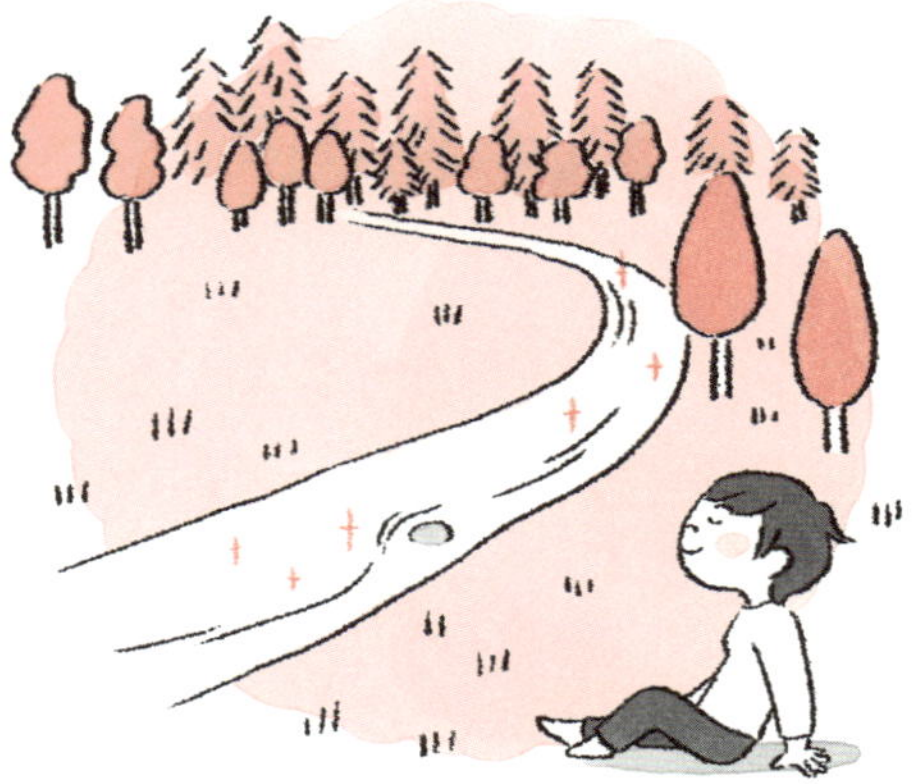

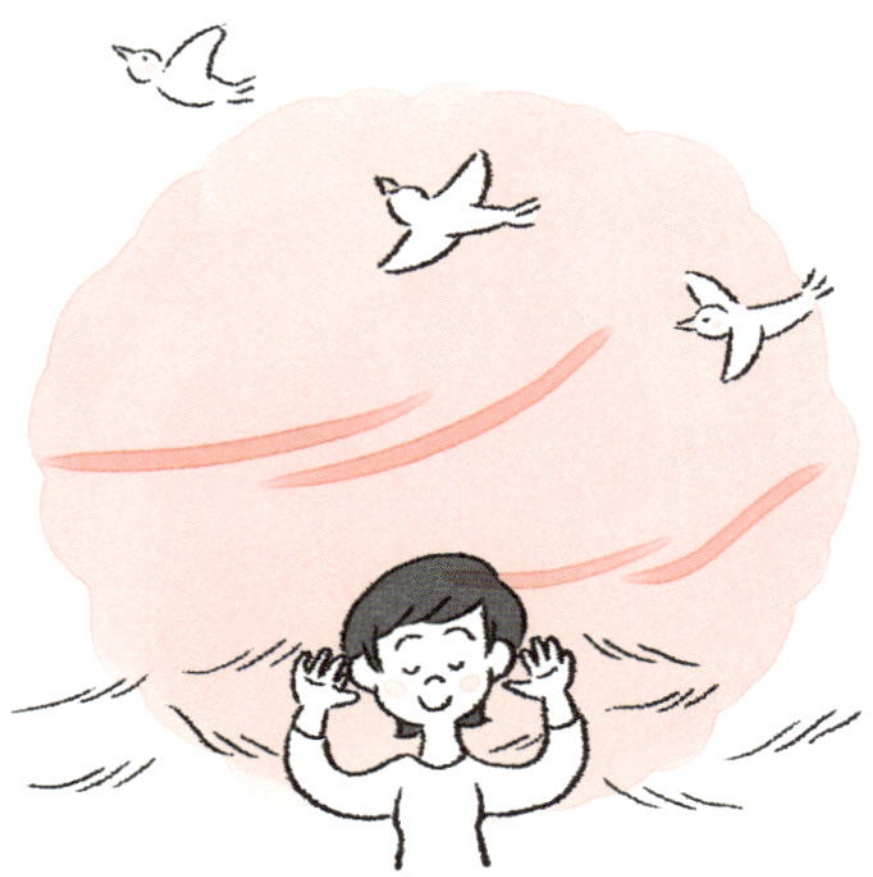

頭の中でホッとする場所にいるところを思い浮かべます。

3 「どんな匂いがしていますか」（嗅覚を使って）

木々や草花の香りや土の匂いを吸い込んでみましょう。ほかにはどんな匂いがしますか。

4 「何か口に含みましょう」（味覚を使って）

ペットボトルのお茶やジュースを飲みます（飲むイメージをします）。

温かくてホッとする味、冷たくてスッキリした風味などを十分に味わいましょう。

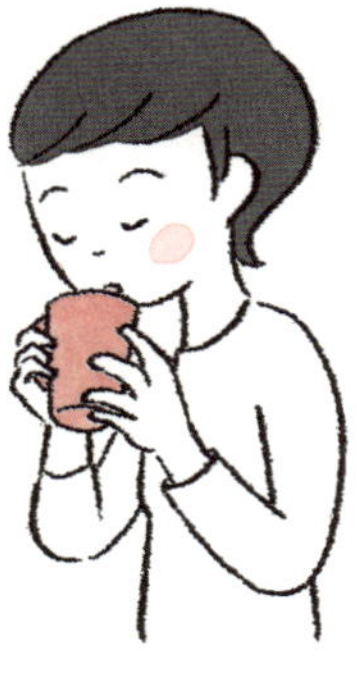

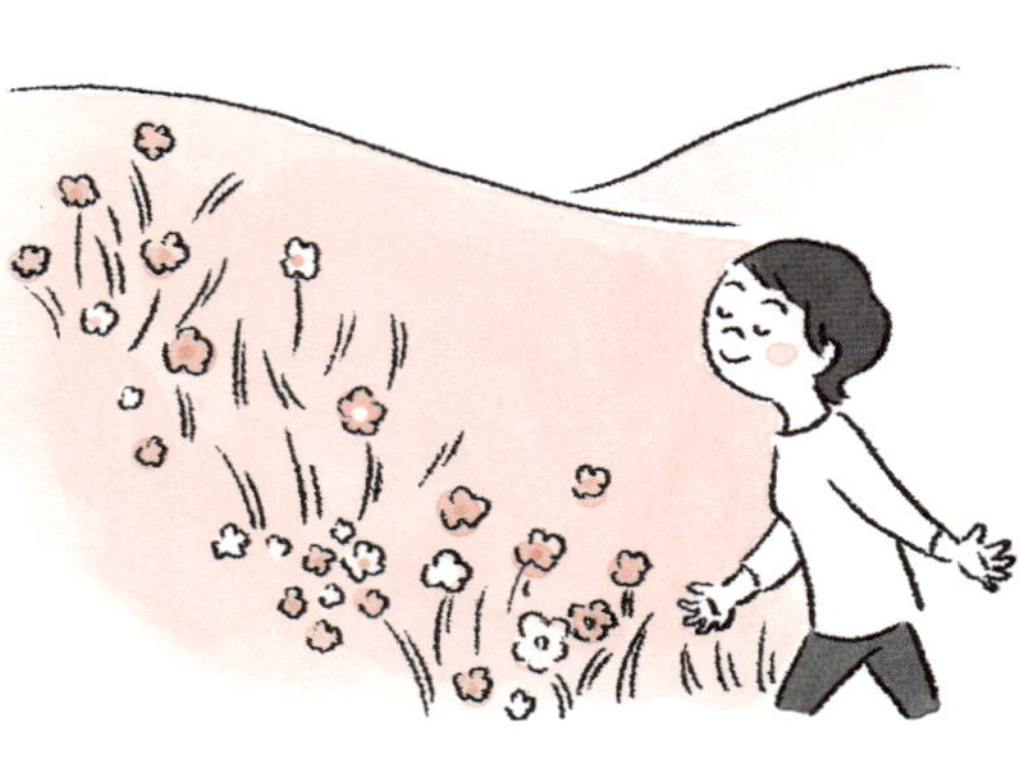

5「触れているものはなんですか」（触覚を使って）

じんわりと温かい土の感触、川を流れる冷たい水、そばにいる大切な人の体温などを感じてみましょう。

呼吸が深くなり、気持ちが穏やかになっていくのを実感してください。

焦らず、このリラックス場面を十分に味わいましょう。次第に不安な気持ちが過ぎ去っていきます。

呼吸が整って、からだが十分にゆるんできたら、今度は苦手な場所をイメージします。

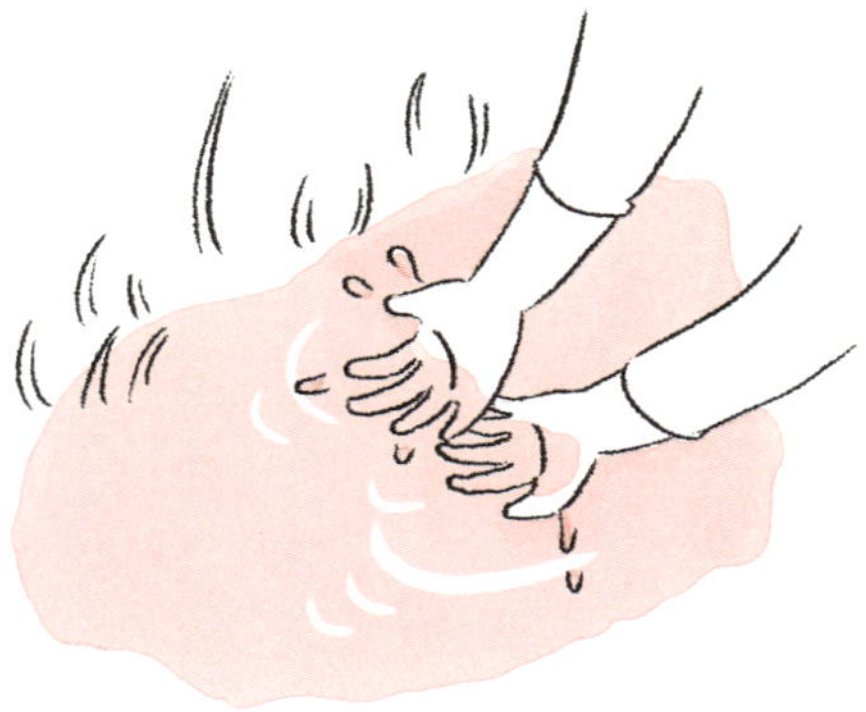

誘導ボイス

実践 ②苦手な場面をイメージする

五感をガイドに具体的に思い浮かべる

五感をていねいに使って、苦手な場所にいる自分を思い浮かべます。

たとえば、満員電車の中、スーパーのレジ待ちをしている長い列、歯科医院の診療台、狭いエレベーターの中、美容院のシャンプー台……といったシーンです。

ここでは、電車の中を例にします。


最初のうちは、誘導ボイスを聴きながら行なってみましょう。15分ほどかかります。

苦手な場所に自分がいることを思い浮かべて、緊張したり、ドキドキしたりしてきたら、すぐにイメージを中断し、「ホッとする場面」に戻ります。

1 「何が見えますか」（視覚を使って）

座席に座っている人、吊り革につかまる人、吊り広告、車内照明のまぶしい明かり、窓の外を流れる景色など、目に入ってくるものをひとつずつ見ていきます。

2 「何が聞こえますか」（聴覚を使って）

車内アナウンスの声、電車の走行音、停車駅での発車メロディー、周りの人の話し声などを聞き取ります。

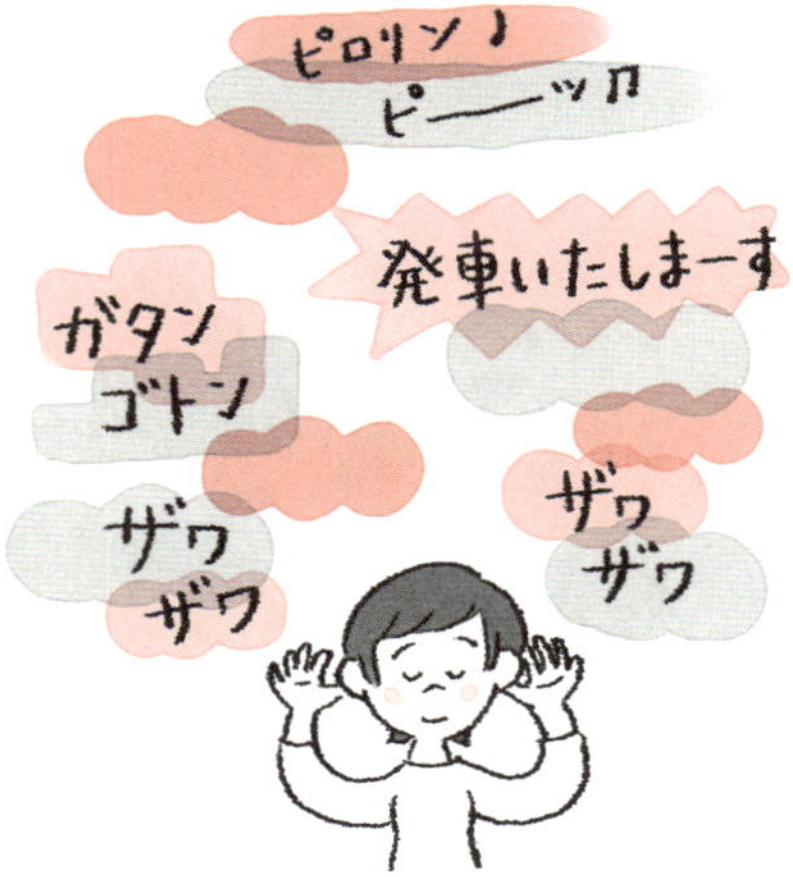

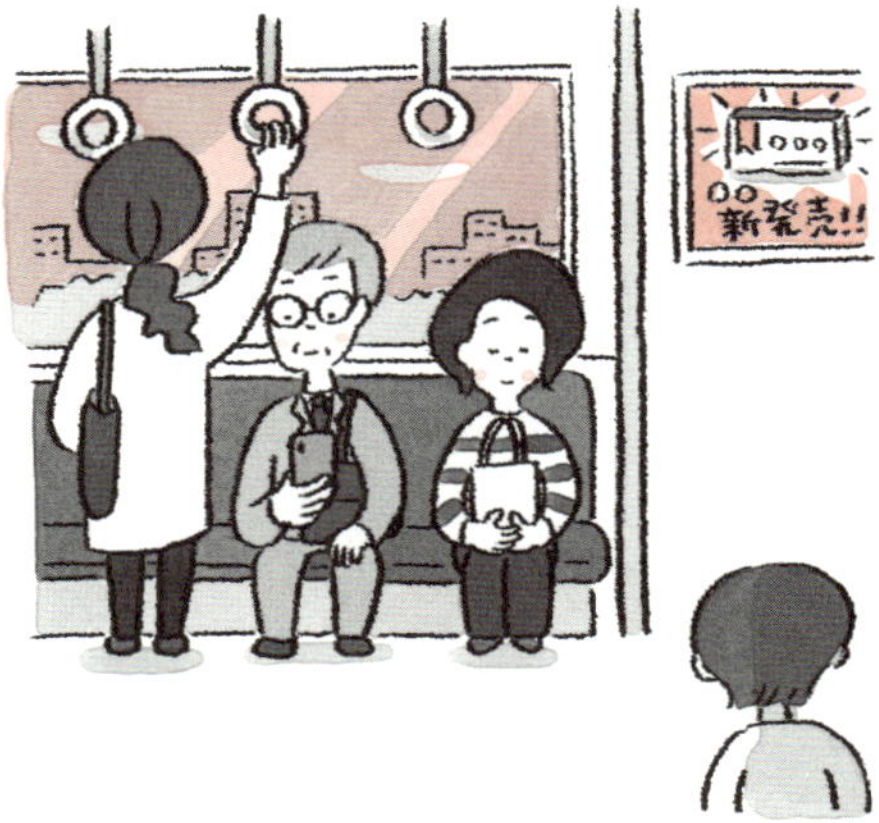

苦手な場所にいます。五感を使って具体的にイメージしてみましょう。

3
「どんな匂いがしますか」
（嗅覚を使って）

生暖かく湿った臭い、空調の臭い、汗の臭い、体臭など、電車にいるときによく感じる匂（臭）いをかいでみましょう。

4
「何か口に含みましょう」
（味覚を使って）

電車の中でペットボトルのお茶やジュースを飲みます（飲むイメージをします）。温かくてホッとする味、冷たくてスッキリした風味を味わいましょう。

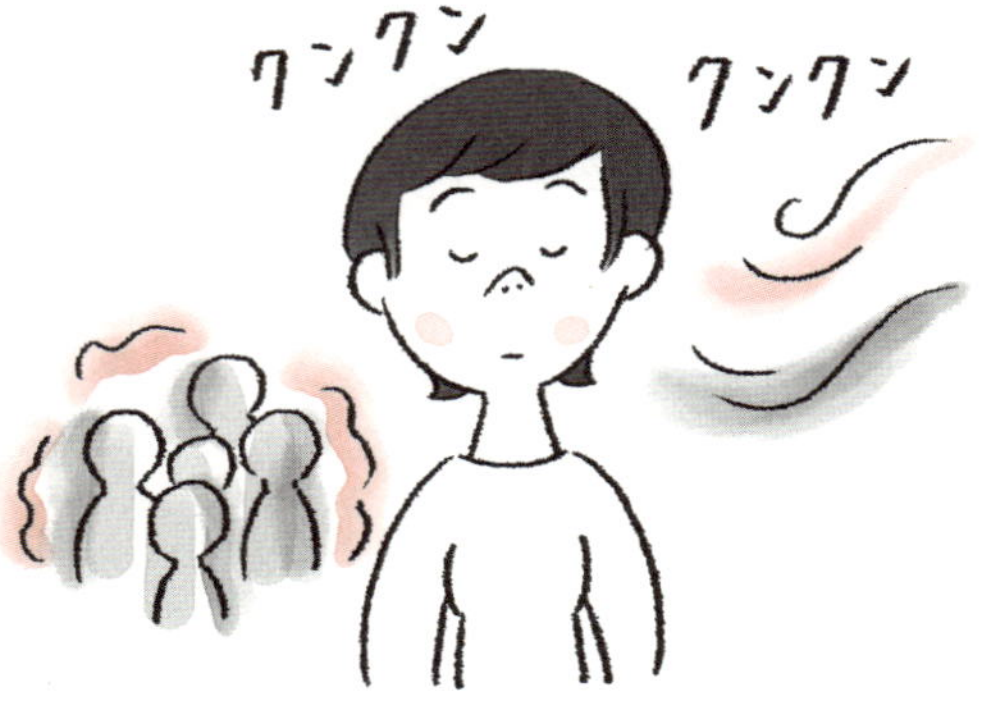

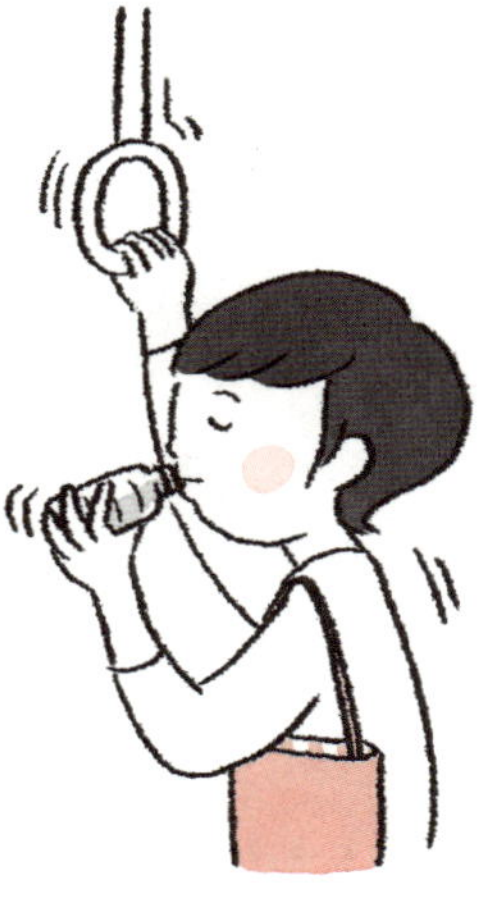

5「触れているものはなんですか」（触覚を使って）

満員電車の圧迫感、吊り革の感触、スマートフォンの硬さ、座席のクッションのやわらかさなどを肌で感じましょう。

少しでも緊張したり、ドキドキしたり、息苦しくなってきたりしたら、すぐに中断して、リラックスできる場面に戻ります。

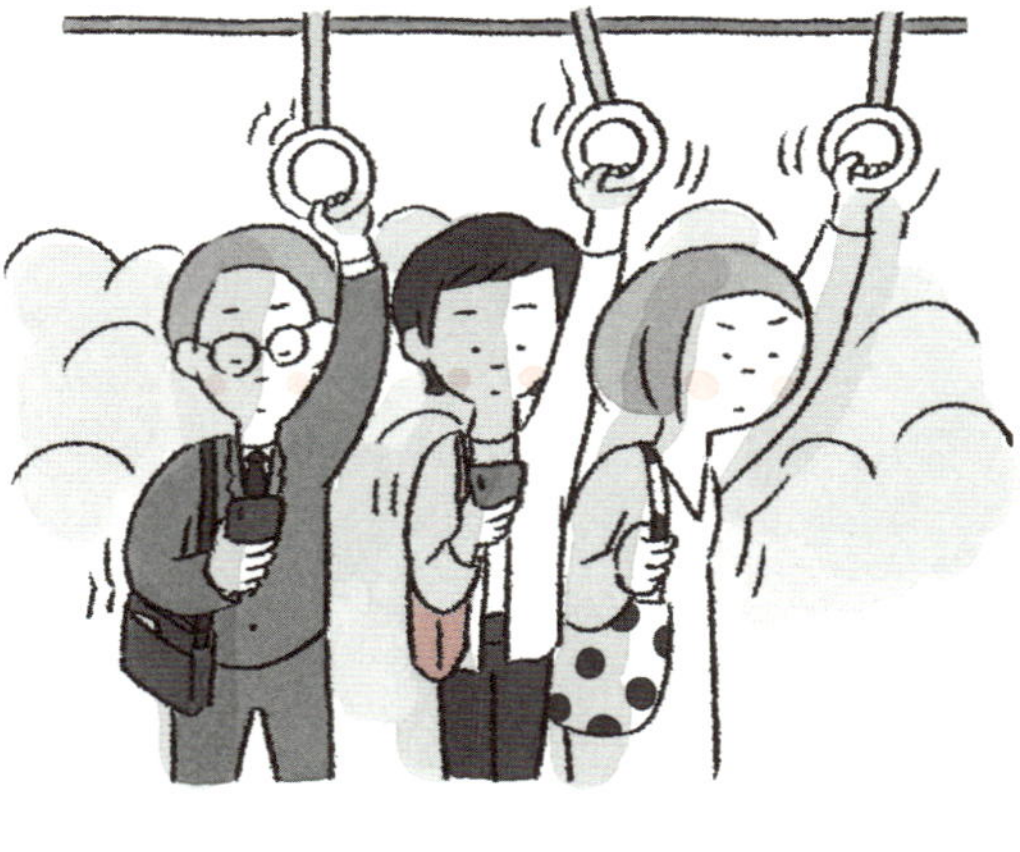

実践

①ホッとする場面をイメージする

ホッとする場面に戻りましょう。

口をすぼめて少しずつ息を吐く「おもち呼吸法」の要領で呼吸しながら、焦らず、五感を使って、具体的に思い浮かべてください。緊張感や不安感が強いようなら、「おもち呼吸法」を数分間行なってから、リラックスする場面をイメージしましょう。

十分にリラックスできたら、また②の苦手な場面に戻ります。

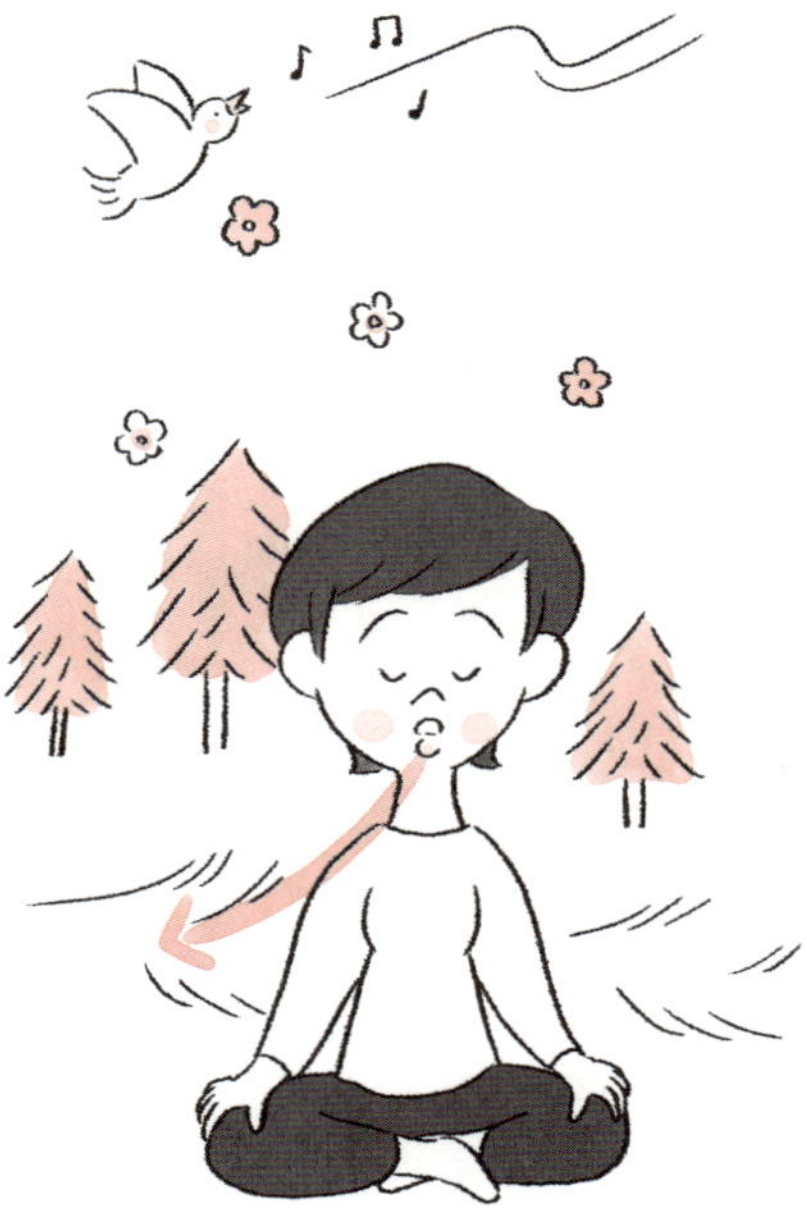

実践

②苦手な場面をイメージする

中断した苦手な場面に戻ります。

五感を使って、もう一度イメージしていきましょう。今度はどうでしょう。少しは落ち着いて思い浮かべられるようになってきましたか。もし、また緊張したり、つらい気分になったら、また①のリラックスできる風景に戻ります。

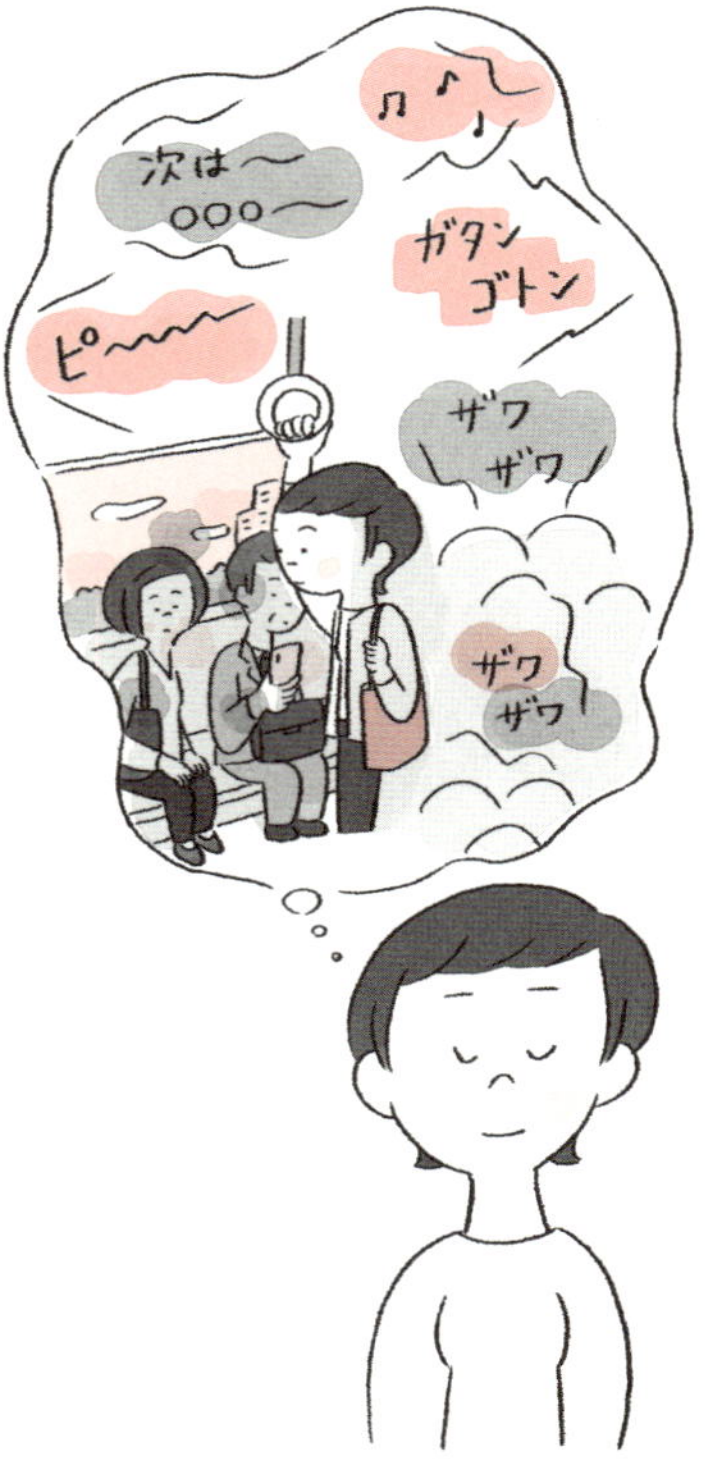

セッション例

実践

苦手な場面でも落ち着いていられたら終了する

頭の中で「苦手な場面」と「リラックスできる場面」を交互にくり返すうちに、少しずつ穏やかな気持ちで、苦手な場所を見ることができるようになっていきます。

「苦手な場所なのに、ドキドキせずにいられるな」と思えたら、終了です。

これを一日2回行ないましょう。

苦手な場面をイメージすると、どうしてもドキドキしてしまう場合は、リラックス場面で終了しても大丈夫です。

最初は時間がかかるかもしれませんが、徐々に短い時間でできるようになっていきますよ。

このページに載っているQRコード（セッション例）から、私と患者さんがイメージトレーニングを行なっている様子を聞くことができます。正しくできているかどうか不安なときは、こちらで確認してみましょう。

誘導ボイス

実践

「気球呼吸法」

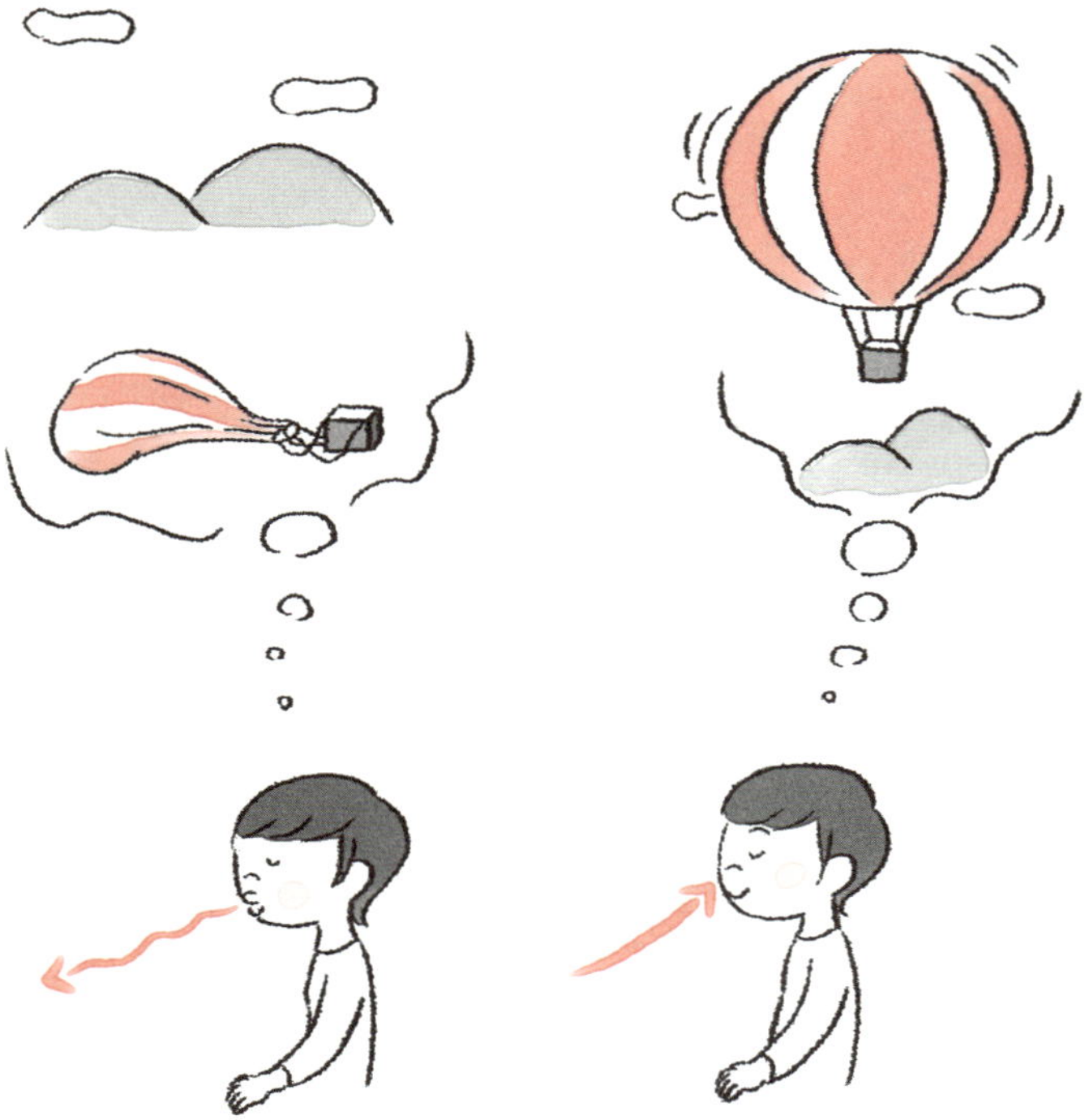

息を吸うときに気球がふくらんでいく様子をイメージします。吐くときは、気球がしぼんでいって、地面に着地してぺしゃんこになる様子を思い浮かべます。息をまず吐いてからスタートし、吸うときよりも吐くときに時間をかけます。腹式呼吸で行ないましょう。

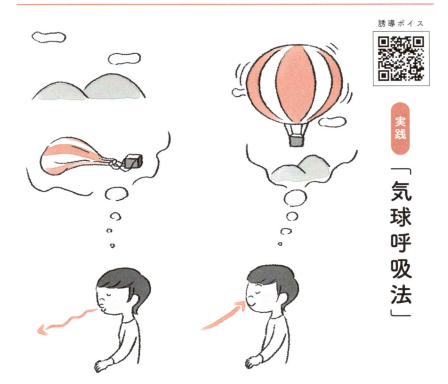

イメトレで自信がついたら実際に苦手な場所に出かける

梅干しやレモンの「酸っぱい！」を想像しただけで、唾液が出てくることがありますよね。好きな人を思い浮かべると、幸せな気分になれたり、楽しい気持ちが湧いてきたりしませんか。

じつは、脳は現実と想像（イメージ）を区別できない、という特性があるのです。

ですから、イメージの中での体験は現実のもの、実際の体験だと認識するわけです。

「影森式メソッド」のイメトレを続けていくと、苦手な場所や場面を思い浮かべても、穏やかな気持ちのままでいられるようになります。

そうすると、実際に苦手な場所に出かけても、脳は「イメトレと同じ＝落ち着いて過ごせる場所」と判断するのです。

イメトレで、つらい症状が出ず、苦手な場面を穏やかな気持ちで思い浮かべられるようになったら、いよいよ行動に移す段階です。

ただし、ここで肝心なのは、一足飛びに行なうのではなく、何段階かに分けたスモールステップで、ハードルを少しずつ上げるようにすることです。

たとえば、快速電車に乗れるようになるには、まず駅まで行ってみるのがファーストステップ。調子がよさそうでも電車に乗るのはまだ控え、「駅までたどり着けた」とポジティブな気持ちで終えるようにしましょう。

次は、改札まで行ってみる。その次は、ホームに立ってみる、というように「改札も通って、ホームにも立てた」という成功体験を積み重ねます。

次の機会に電車に乗れそうだったら、各駅停車に乗ってみて、ひと駅先まで行ってみましょう。ひと駅分、乗車できたら、次はもう少し長く乗ってみる。そして次は急行に乗ってみる、という具合にスモールステップで進めていきます。

ただ、「今日はダメかも」と不安な気持ちになったら、無理をせず、「今日はここまででOK」と気持ちを切り換え、日を改めてトライしましょう。

家を出る前、行動に移す前には「リラックス場面のイメトレ」を

家を出る前にはかならず「おもち呼吸法」をして、リラックス場面のイメトレをしましょう。

パニック障害の人は、外出しようと思うだけで緊張感が高まりやすい傾向があります。家を出る前から、ドキドキしたり息苦しくなったりすると、交感神経が優位になり、恐怖心がさらに強まって足がすくみ、出かけられなくなってしまうことも。

治療院では「リラックス場面のイメトレを忘れないでね」「〈おもち呼吸法〉はいつでもやってね」と、かなりしつ

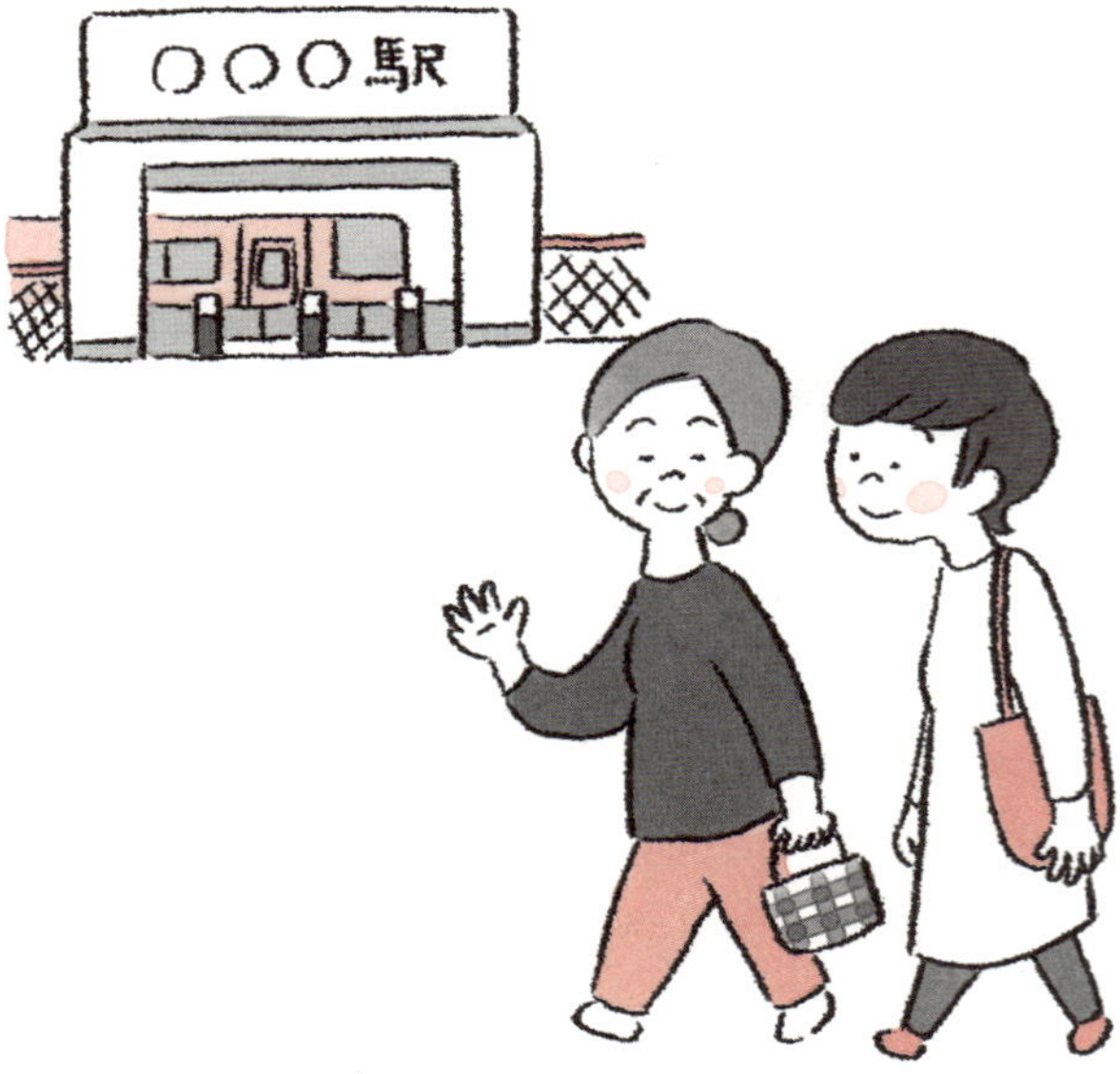

こくお伝えしています。

外出前には、かならず「おもち呼吸法」と、できればリラックス場面のイメトレをして緊張をやわらげ、気持ちを落ち着かせてください。

スーパーで買い物ができるようになるのが目標なら、まずは、スーパーが見える場所まで行ってみます。「苦手な場所の入り口」や「苦手な場所が見えるところ」まで行くのが、ファーストステップです。

車で駅まで送り迎えをするのがゴールなら、まずは車に乗ってシートベルトをつけてみるのがファーストステップ。このように最初から無理をせず、少しずつハードルを上げていくことが大切です。

ファーストステップは、できるだけハードルを低くして始めるようにしてください。

きついと感じたらハードルを下げてみる

「前回は苦手なスーパーに入ることができたのに、今日はエントランスを通るのが不安」「今回もホームに立ったら緊張してきた」

そんなときも、もちろんあります。先に進むのがきついと感じたら、ハードルを下げましょう。そして、「今日はスーパーの入り口まで近づけた」「今日も改札を通ることができた」と、できたことをポジティブに受け止めてください。

毎回、どんどんステップアップしていく人はまれで、多くは行きつ戻りつしながら、少しずつ行動のハードルを上げていきます。けっして「今日もできなかった」「またダメだった」などとネガティブな気持ちで振り返らないこと。「今日は外出できた」「外に出たら、空気が新鮮だった」などと肯定的にとらえ、気持ちよく前に進みましょう。

パニック障害の人は、一度失敗すると「もうダメだ」と失望して、やる気をなくしてしまうことが少なくありません。「また元に戻ってしまった」と落ち込むことがあるかもしれませんが、それは、たまたま階段の踊り場でひと休みしているだけ。あきらめずに続ければ、かならずまた階段を上っていくことができます。

今までのプロセスを冷静に振り返り、少しでもよくなった事実に目を向け、階段を上る力が自分の内にあることを感じてください。

Part 2

メソッドがラクにできる！
不安が消える「お守りツボ」とゆるめるワーク

ガチガチなからだをゆるめれば、心もゆるむ

誰もが一度は「不安」な気持ちを経験したことがあるのではないでしょうか。

不安を感じるのは、けっして特別なことではありません。不安は危険に対する一種の防御反応でもあります。夜道に不安を感じて危険を回避する、というように自分を守るために必要な感情なのです。

しかし、つねに心が不安にとらわれていたら……それは大きなストレスになってしまいます。「とにかく苦しい」「このまま治らなかったらどうしよう」。そんな不安とつらさで、心がいっぱいになってしまうこと、ありますよね。

胸がざわざわして気持ちが落ち着かず、焦りのような、恐怖のような感覚に襲われるというのは、心とからだにとって耐えがたい緊張状態といえます。

そんなときは、「いったん落ち着く」こと。まずは、ガチガチに緊張した心とからだを

ゆるめることが大切です。

東洋医学では、不安感が高まるのは「気」の異常が原因とされています。神経が緊張すると、気が下から上へと上昇する「気逆」が起こるのです。苦しいときや不安なときに緊張が胸にせり上がってくるような、そんな状態です。ですから、からだの重心を下へ下へと向けるよう意識してみましょう。お相撲さんの四股《しこ》を真似てみたり、重力に引っ張られて地に足が着いているイメージをしてみたりしてください。

私が院長を務めている「鎌倉ひまわり鍼灸院」では、お灸や鍼《はり》を使って、上昇している気を丹田《たんでん》に下ろして、自律神経を安定させ、気を全身に巡らせる施術を行なっています。この章では、自宅でできるお灸について紹介していますから、ぜひ試してみてください。

そして、「もう何もかもいやだ！」「苦しい！」そんな気持ちはがまんせずに、吐き出してみませんか。「おもち呼吸法」は、吐く息とともに、つらい気持ちも吐き出される効果もあります。呼吸法をやる気力がないときは、次のページで紹介しているワーク②〜④のうちどれかを試してみてください。呼吸がラクになるはずです。

ワーク1

「おもち呼吸法」（または「気球呼吸法」）

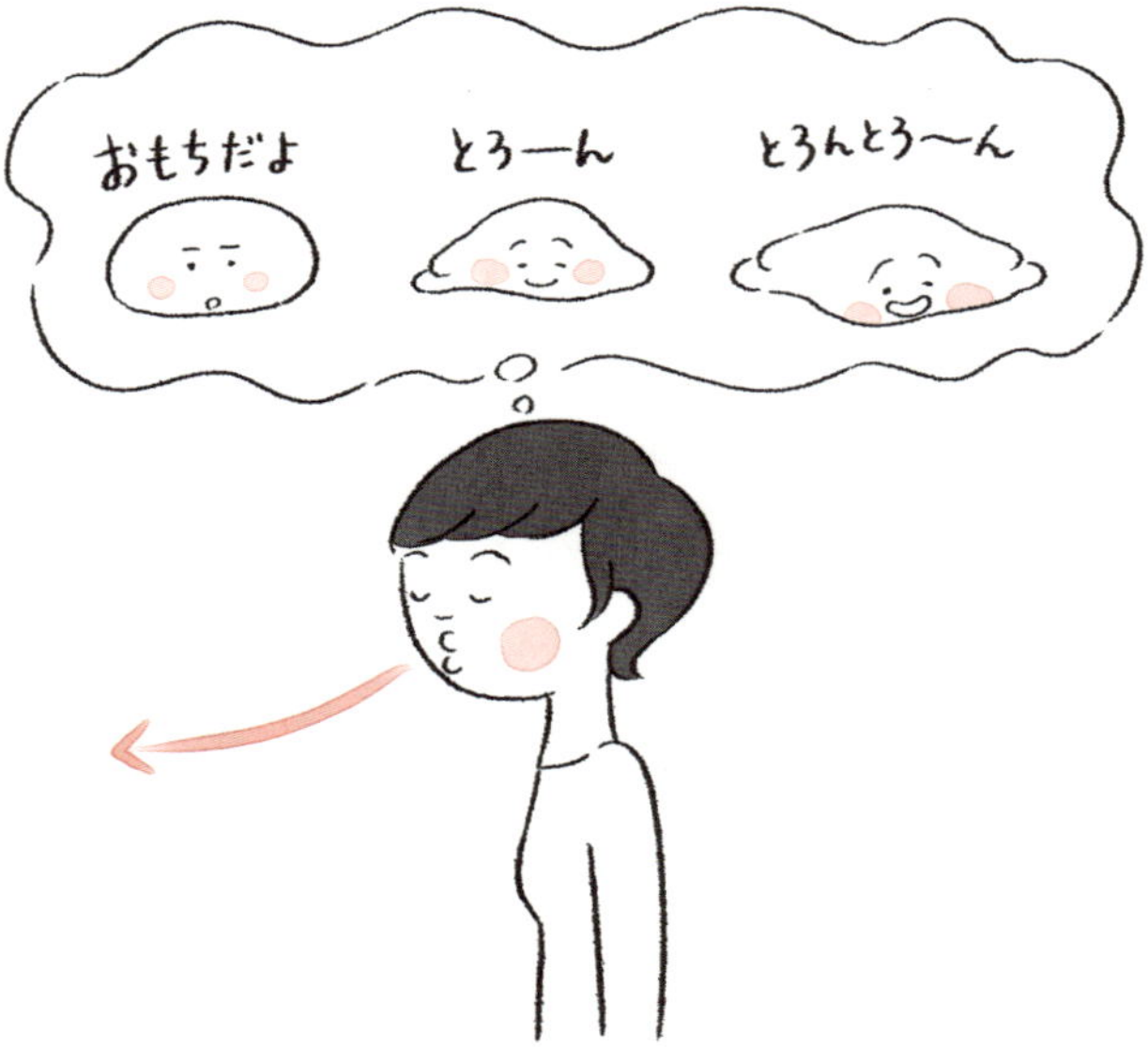

「おもち呼吸法」（38ページ）を行なって、心とからだをゆるめます。どうしてもつらいときは、おもちが溶けていくのをイメージしながら「とろとろ〜」と唱えるだけでもOK。「おもち呼吸法」ではゆるまない人は、「気球呼吸法」（55ページ）を行ないましょう。

おもち呼吸法

気球呼吸法

ワーク2

肩の上げ下げ

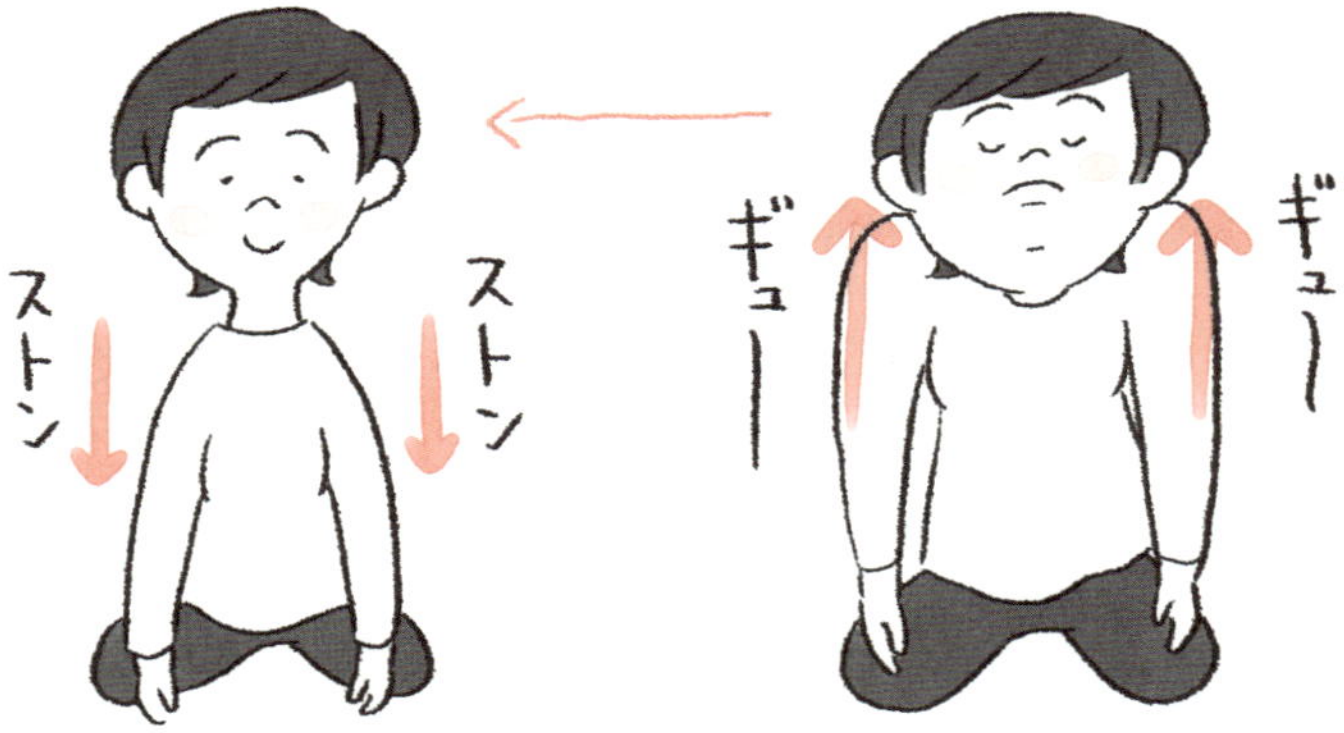

息を吸いながら両肩をギューッと上げ、そのまま三つ数えたら、息を吐きながら力を抜き、肩をストンと落とします。力の抜けたリラックス状態を感じてください。「筋弛緩《しかん》法」といって筋肉がゆるむ感覚を味わうことで、リラックスを引き出す方法です。両手をギュッと力を入れてグーにしてから、力を抜きながらパーに開くのもおすすめです。

ワーク3

ストレッチ

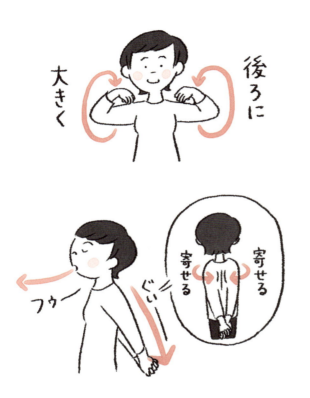

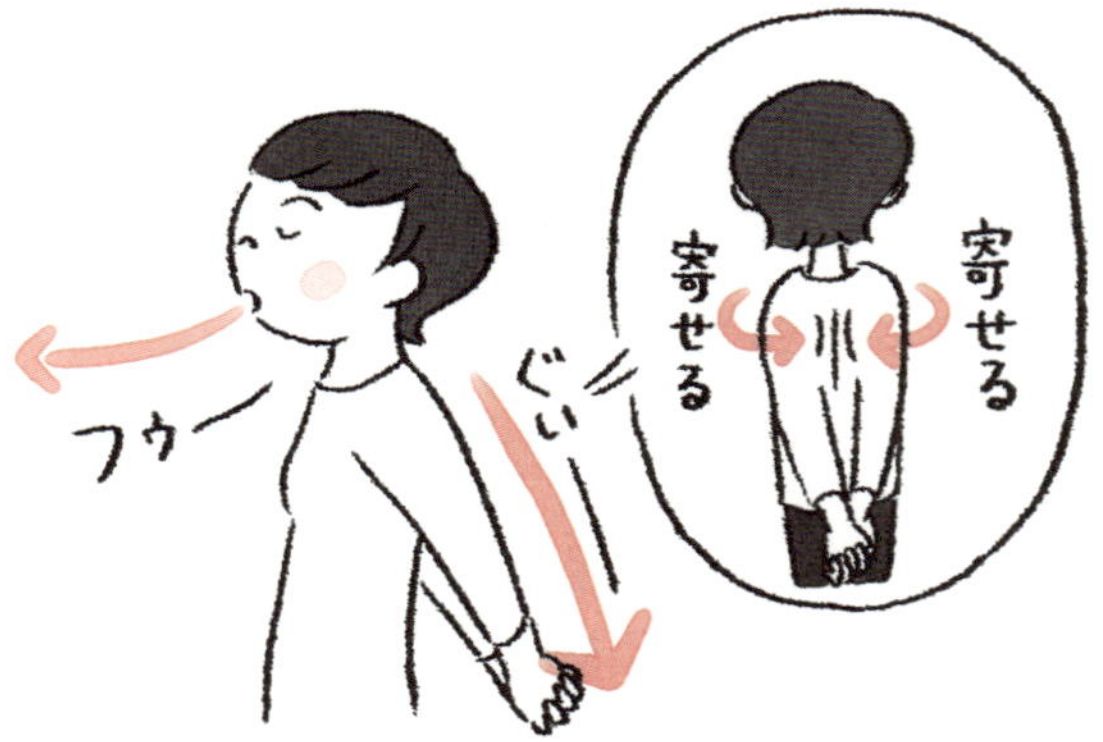

両手をそれぞれ肩にのせ、大きく後ろに回す肩のストレッチをしましょう。また、両手を後ろで組み、息を吐きながら肩甲骨を寄せて腕を斜め下に伸ばす、胸のストレッチもおすすめです。どちらも、胸を広げ、呼吸をしやすくするストレッチです。

ワーク4

脱力する

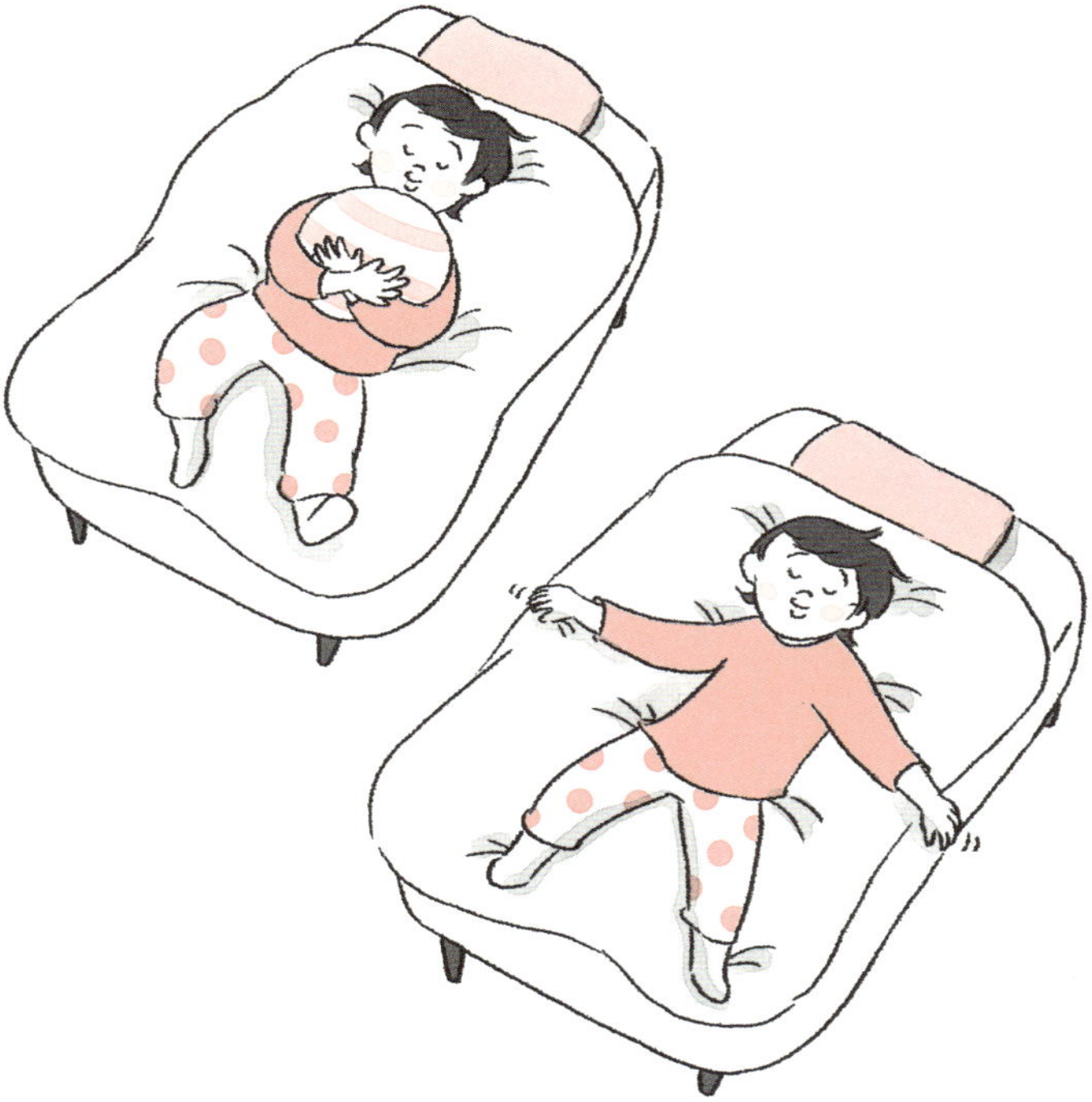

ソファーやベッドに脱力して寝転びます。だらしない格好でも気にせず、腕をだらんとさせてベッドに沈み込んでいくイメージで全身の力を抜きましょう。毛布をかぶったり、クッションやぬいぐるみを抱きかかえるなど、やわらかいものに触れると脱力しやすくなります。

責めない、頑張らない、強くならない、ちゃんとしなくていい

パニック障害で悩む患者さんをたくさん診《み》てきた経験から、パニック障害を発症する人の多くは、まじめで責任感が強く、弱音を吐かずに頑張る人が多いと感じています。

また、「気を強く持てば克服できるはず」と、恐怖や不安と闘ってしまう人も少なくありません。「電車に乗れないなんておかしい。頑張ってなんとかしなくちゃ！」と、できない自分を否定し、なんとかして以前の自分に戻ろうとあがいてしまう人もいます。

みなさんも、程度の差はあっても思い当たることがあるのではないでしょうか。

「自分はダメな人間だ」と責めること、「もっと頑張らなくちゃ」と気負うこと、「強くなろう」とすること、「ちゃんとしよう」と過度にプレッシャーをかけること――それらを少しずつ手放していきましょう。

「私は今のままでいいんだ」と自分のことを受け入れてあげてください。それが、パニッ

ク障害から抜け出す第一歩になります。

パニック障害を発症した人は、「自分はこのままおかしくなってしまうのではないか」「死んでしまうのではないか」と思うほどの恐怖を体験することがあります。それほどの強い恐怖を感じると脳は拒否反応を示し、「そこにいてはいけない！」と指令を出すようになります。怖いものを遠ざけるのは人間の防御反応。逆らうことはできません。混雑した電車、渋滞中の車の中、美容院、映画館、行列、閉ざされた場所……。「怖い」と感じる場所は人それぞれですが、その恐怖心は理屈や理性で解決できるものではありません。

恐怖と闘うことはものすごくエネルギーを消費する行為なので、恐怖に打ち勝とうとしてもがけばもがくほど、へとへとになってしまいます。戦闘モードのボルテージが上がるほど不安と緊張が高まり、心とからだがガチガチにこわばってしまうのです。その結果、さらに不安や恐怖を生み出し、「怖いもの」が増えるという悪循環に陥ります。

「怖いって素直に思っていいんだよ」

「不安でいっぱいなのをごまかさなくていいんだよ」

自分自身に、そう語りかけてください。そして大きく深呼吸して、心とからだをゆっくり休ませてください。それだけで少しラクになりませんか？

自律神経を整えて、「コップの水」を減らしていく

よく「ストレスがたまった」と言いますよね。ストレスはどこにたまっていくのでしょうか？　心の中の「コップ」にたまると考えてみてください。

「上司と相性が悪くて疲れる」「お姑《しゅうとめ》さんが厳しくて気が抜けない」など、嫌だ、つらいという負の感情を抱くたびに、コップに水（ストレス）がたまっていき、それに伴い交感神経が優位な状態になっていきます。そしてコップから水があふれてしまったとき、自律神経のバランスがくずれ、パニック発作や心身の不調があらわれると考えてください。

では、コップにはどれくらいの水をためられるのでしょうか。それは人によって異なります。大きなコップなら、かなりのストレスにさらされても受け止められますが、コップが小さいと、本人は「たいしてストレスを感じていない」と思っていても、あっという間にコップから水があふれてしまうことがあります。

コップの大きさは、専門的には「ストレス耐性」といいます。コップのサイズは持って生まれたものなので、自分では調節できません。だからこそ、コップから水があふれないよう、つね日頃からケアすることが大切なのです。

私の鍼灸院にパニック障害の相談でやってくる人のなかには、「とくにストレスは感じていませんが……」と言う方もいます。そんな方のからだを触るととてもこわばっていて、呼吸が浅くなっていることが多いのです。本人は自覚していないけれど、からだはすでにSOSを出しているのです。逆にいうと、からだのどこかにこわばりを感じるようになったら、コップに水がかなりたまっている証拠です。

まずはストレスがたまっていることを自覚することが大切です。コップの水を減らしていくために、心とからだをゆるめて、交感神経の高ぶりを鎮めていきましょう。

「コップの水を減らすなんて、どうすればいいかわからない」と、思うかもしれませんね。でも心配しなくて大丈夫。38ページで紹介した「おもち呼吸法」で呼吸を整え、簡単なストレッチでからだをほぐすだけでいいのです。これらを継続して行なえば自律神経のバランスが整うので、心もからだも楽になるのを感じられるでしょう。

過敏な神経を刺激しない生活にシフトチェンジする

パニック障害を発症する人は、ストレスに対する感受性が強く、不安をため込みやすい傾向にあるようです。つまり、持っている「コップ」が小さめで、水（ストレス）がたまりやすいということです。

また、「不安体質」でもあるため、ほかの人より不安を感じやすく、特定の物や情報などに過敏に反応しがちです。でもそれは、あなたの性格のせいではありません。体質は性格や行動で左右されるものではなく、自分の意思で変えることはできないものです。たとえば「アレルギー体質」「太りやすい体質」などは日常的によく聞きますが、これらの体質は性格によって決まるものではありません。

「不安体質」も同じこと。生まれながらに持っているものなので、「努力して不安体質を変えよう」と頑張っても、容易に変えることはできないものです。むしろ、頑張ることで神経がより敏感になり、交感神経が高ぶって不安を感じやすくなってしまうことがあります。「私は不安体質なんだ」と自覚し、そんな自分を受け止めてあげてください。

体質を変えることはできませんが、体質によってあらわれる症状を緩和することはできます。アレルギー体質の人が外出するとき、マスクや眼鏡をして花粉が体内に侵入するのをガードすると、花粉症の症状が出にくくなりますね。不安体質の人の場合も同様です。できるだけ神経を刺激しない生活を心がけることで、交感神経が過剰に反応するのを抑えて、不安を感じる機会を減らすことができます。

まず、刺激の強い嗜好品、アルコールやたばこ、香辛料、カフェイン入りの飲み物などは控えましょう。刺激的な映像や読み物なども避けてください。刺激の強いものは交感神経を刺激して心身ともに緊張状態にさせるため、パニック発作を誘発することもあります。

神経を刺激しない生活に変えても、不規則な生活を送っていたら不十分です。不規則な生活は体内時計を狂わせ、自律神経のバランスを乱すからです。

規則正しい生活は、心とからだの健康に不可欠です。とくに、朝日をたっぷり浴びることを意識しましょう。体内時計がリセットされ、一日24時間のリズムを正しく刻むようになり、自律神経を整えるので、パニック障害の改善にとてもいい影響を及ぼします。

ツボを刺激して、ゆるめよう

ツボを刺激するのは、東洋医学の考え方に基づいた健康法です。生命エネルギーでもある「気」の通り道を「経絡《けいらく》」といいますが、この経絡の上には「経穴《けいけつ》」と呼ばれる気の出入り口があります。これがいわゆるツボです。

ツボには、気の流れのよどみや、経絡がつながっている臓腑の不調があらわれます。鍼やお灸、指圧治療は、このツボを刺激することで、気の流れをよくし、体調を改善しようというものです。

ツボ押しは、心の不調にも効果的です。イライラしたり、やる気が出なかったりといった症状は、西洋医学では病気とはみなされませんが、東洋医学には、そうした症状に対応するツボがあります。

パニック障害の症状はさまざまで、頭痛や肩こりが強く出る人がいたり、不眠に悩まされたりする人も多いのですが、それらも鍼やお灸で改善することができます。

ツボの探し方と刺激法

ツボの位置は人によって微妙に異なります。80ページから紹介しているツボの位置を目安にして、その周辺を少し押したり、さすったりしながら、しこりやくぼみ、痛みがないか確認します。押してみて「イタ気持ちいい」と思えるところがツボです。

ツボ刺激は、リラックスした状態で行なうと効果が高まります。からだの力を抜いて、深呼吸してから行ないましょう。からだが冷えていると筋肉がこわばってしまうので、ツボ周辺をさすったりして温めてから行なってください。

ツボを刺激するやり方は、いつでもできるツボ押しのほか、お灸やツボ刺激シールを貼る方法などいくつかあります。

押す……ツボの位置を指で押さえ、垂直に圧を加えます。力まかせに強く押すのは逆効果です。「イタ気持ちいい」程度に、息を吐きながら5秒ほど押し、力を抜く。これを数回くり返します。

もむ・さする……指や手のひら全体でもみほぐします。ツボの位置に指を当て、円を描くように押したりするのもおすすめです。

温める（お灸）……温めることで血流がよくなり、筋肉も適度にほぐれていきます。

ツボ刺激シール……特殊金属や樹脂の粒がついたシールです。効果は鍼治療には及びませんが、日常生活において鍼の代替として使えます。

お灸を習慣にしてみよう

パニック障害で治療院にいらっしゃる患者さんには、毎日お灸をすることをおすすめしています。自律神経が乱れていると、血流が滞りやすくなりますが、お灸の温熱効果によって筋肉のこわばりがやわらぎ、血行がよくなるからです。ツボの効用も期待できますし、からだも温まるので、自律神経のバランスが整いやすくなります。

市販品には、温熱の弱いものから強いものまで、いくつか種類があります。まずは温熱が弱いものから試してみましょう。お灸をするのはいつでもかまいませんが、食前食後の30分間は控えてください。

＊お灸の手順

①市販のセルフ灸を用意する。シールつきのものが扱いやすく、おすすめです
②ツボの位置にサインペンなどで軽く印をつける（慣れてきて正しい位置がわかるようになれば必要ありません）
③シールの剥離紙をはがし、もぐさに火をつける
④ツボに貼る
⑤お灸の煙が消えても温熱効果は続くので、台座が冷たくなってから取り外す
※熱いと思ったらがまんせず、外してください。火の取り扱いには十分に注意してください。

パニック症状を抑えられる基本のツボにお灸をしよう

パニック障害の患者さんにおすすめしているツボは、次の四つです。いずれも、不安感を鎮め、精神を安定させてくれるのと同時に、自律神経のバランスを整えてくれます。

・経渠（けいきょ）……腕にある、不安感をやわらげるツボ
・外関（がいかん）……腕にある、交感神経の高ぶりを鎮め、自律神経を整えるツボ
・気海（きかい）……へその下にある、精神を安定させる「元気の源」といわれるツボ
・足臨泣（あしりんきゅう）……足の甲にある、イライラや緊張を鎮めるツボ

経渠と外関は、両腕のどちらにもありますが、ここでは左腕のツボにお灸をします。このツボは、外出先などでもすぐ刺激できるので、パニック発作が起きそうなときや、緊張や不安が高まったときなどに押してほしい「お守りツボ」でもあります。

足臨泣も両足のどちらにもありますが、左足にお灸をしてください。

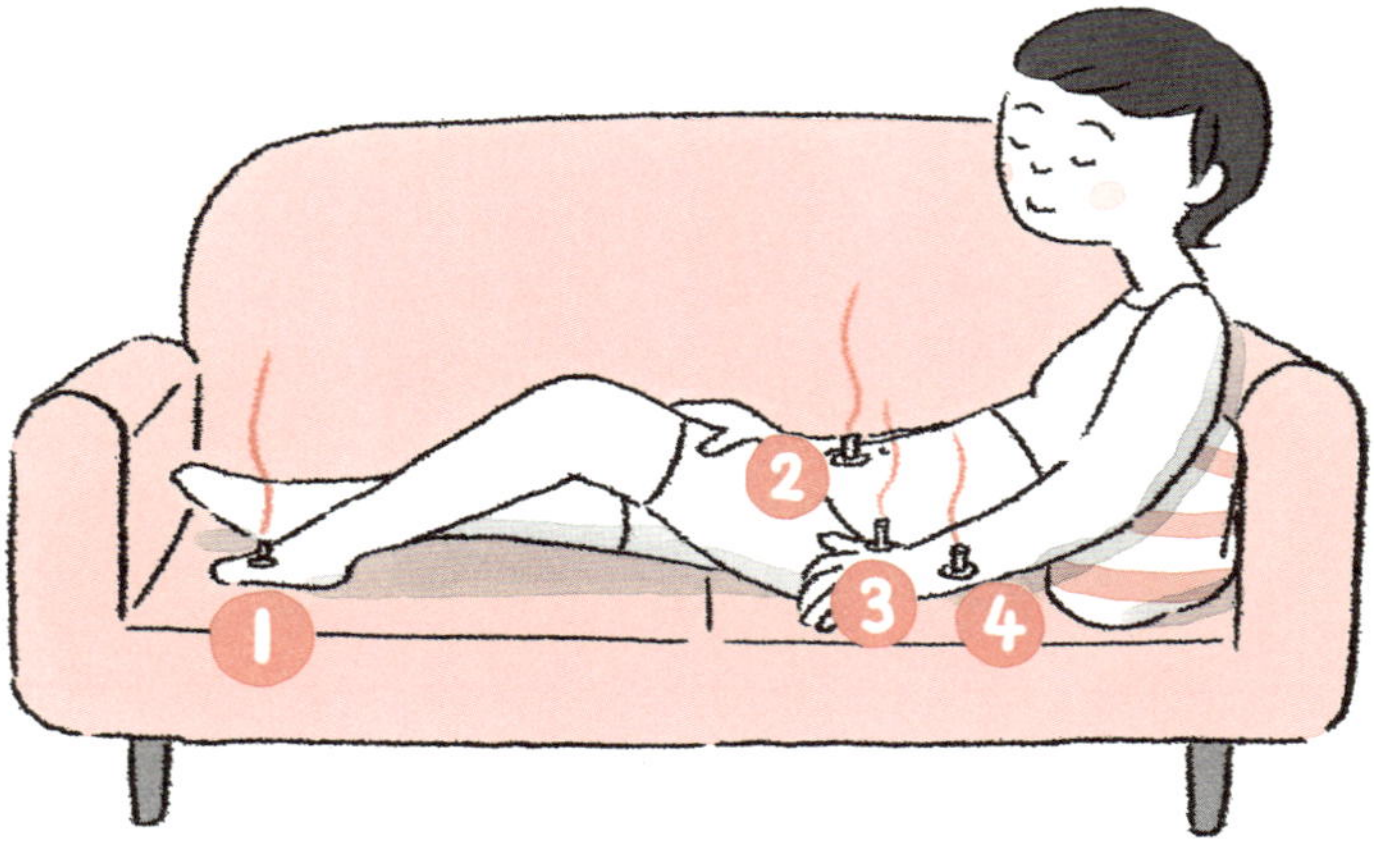

お灸をする際は、ソファーなど足を伸ばせるところでやるとよいでしょう。
まずは、左足の甲にある足臨泣にお灸を置き、次にへそ下の気海に、最後に左手の経渠と外関に置いていけば、一度にお灸ができます。
※経渠、外関、足臨泣は左右ともにありますが、ここでは左側にお灸をします。

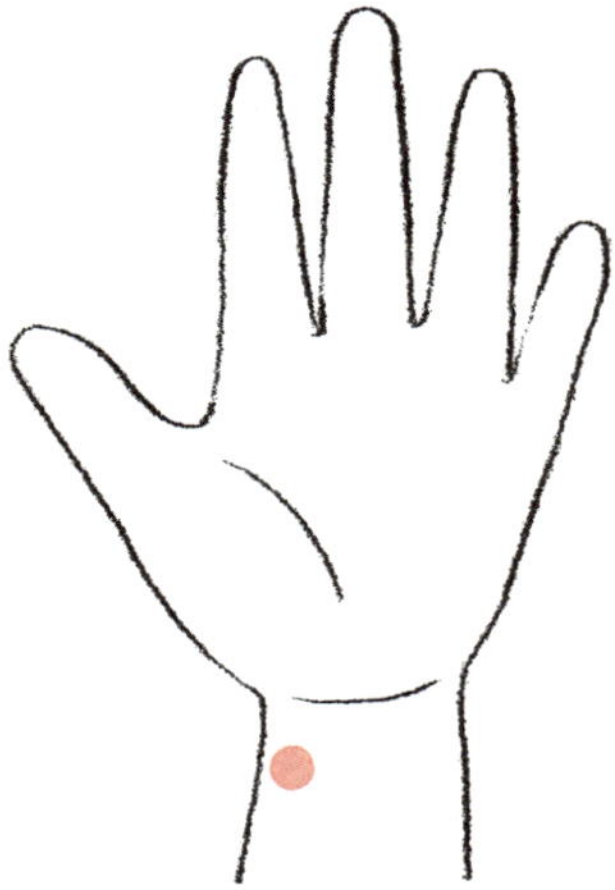

左腕の経渠

左親指側の手首のいちばん太いシワからひじに向かって親指1本幅分の位置

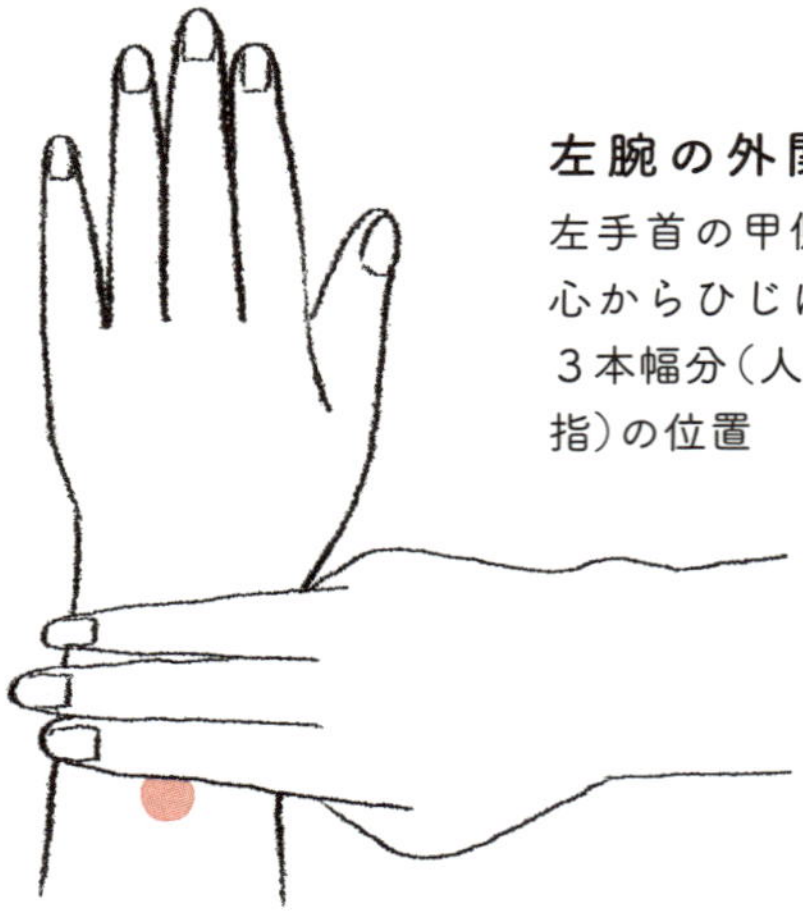

左腕の外関

左手首の甲側のシワの中心からひじに向かって指３本幅分（人差し指から薬指）の位置

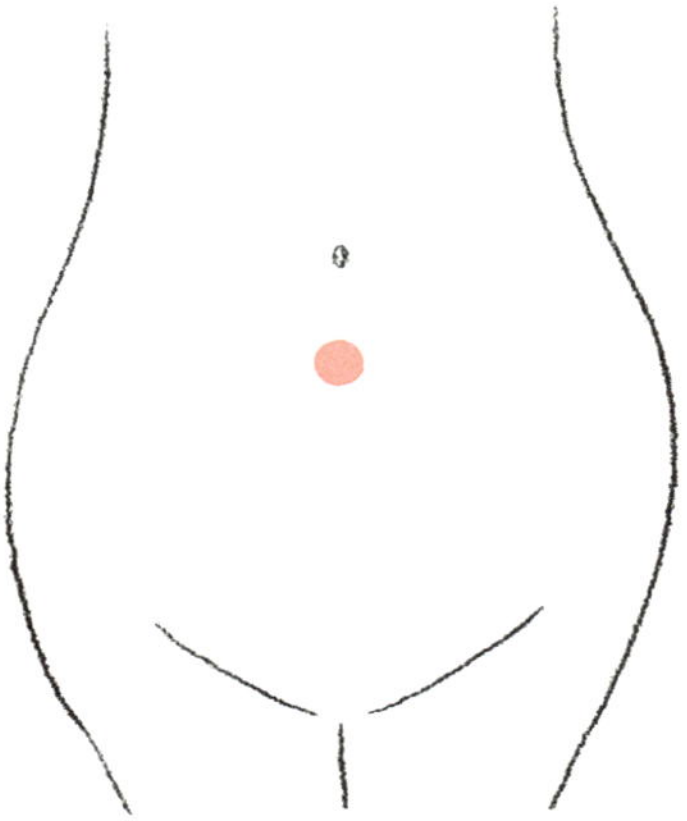

気海

へその中心から
指2本分下

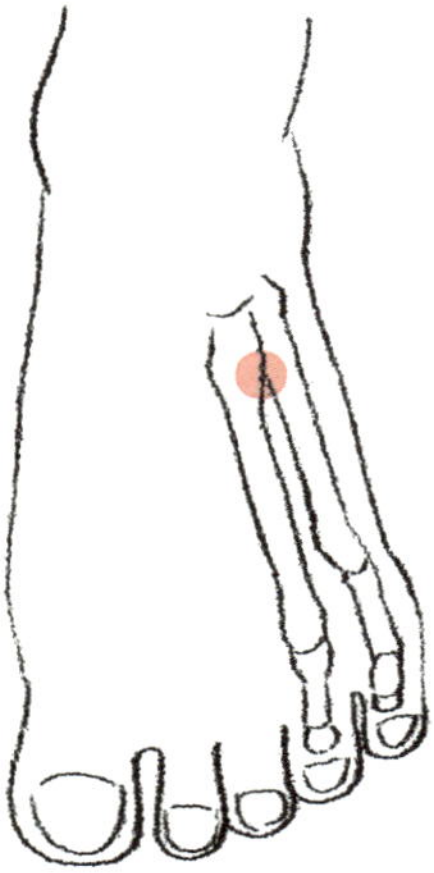

左足の足臨泣

左足の第4趾（薬指）と第5趾（小指）の骨の間をすり上げていき、骨が交わるところ

※「経渠」、「外関」、「足臨泣」はそれぞれ左右にありますが、ここでは左側にお灸をします

かならずラクになる！「お守りツボ」の押し方

不安感が高まったとき、ツボは緊急避難的な使い方ができます。先ほどの四つのツボのうち、左腕の経渠と外関の「お守りツボ」を刺激して症状をやわらげましょう。

いつでもすぐに押せ、「もし動悸がしても、ツボを押せば大丈夫！」という安心感につながるので、パニック障害の治療にいらした人にはマスターしてもらっています。

パニック障害で電車に乗れなくなってしまったNさんは、「お守りツボ」を教えるとすぐに効果を実感されたようで、次の来院時には、「お守りツボ」を押しながら「電車に乗ってきました！」と話されました。緊張や不安感をツボで抑えられることが実感できると、症状を克服するのにとても役立ちます。私も初めての場所や会合などにでかける際は、「お守りツボ」にツボ刺激シールを貼って出かけます。

右手で同時に二つのツボを刺激できる押し方を紹介しますので、ぜひ練習してみましょう。

「お守りツボ」の押し方

右手の親指で「経渠」を、人差し指で「外関」を押します

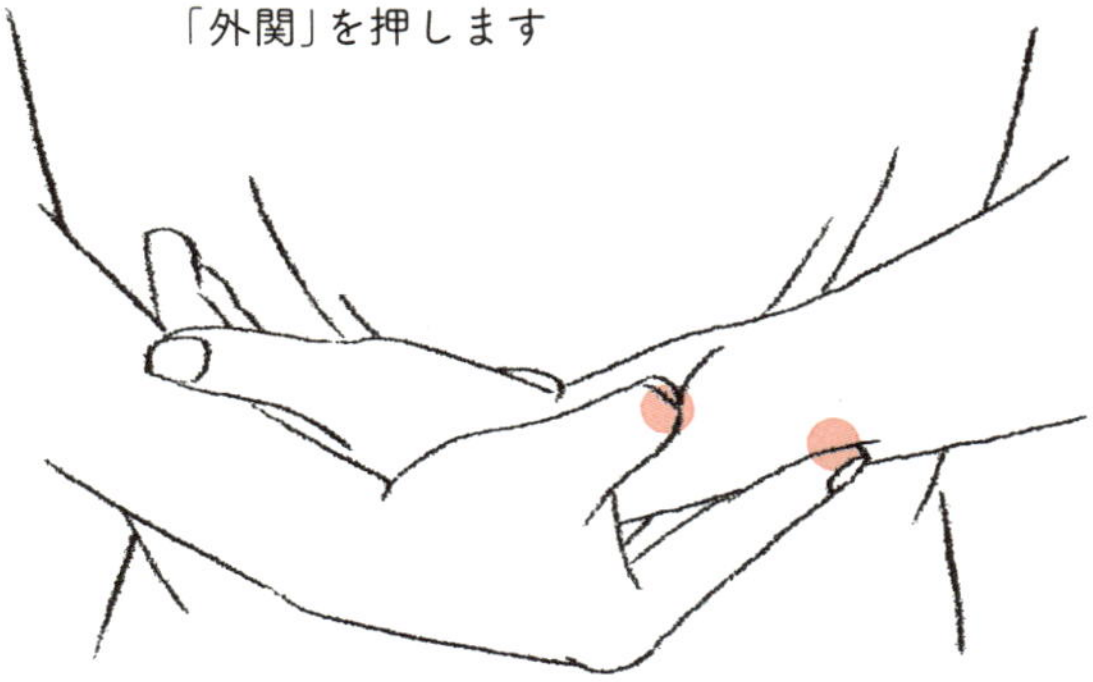

- 電車の中や歯科医院での治療中など、人目があるところでは、この方法が目立たずおすすめ

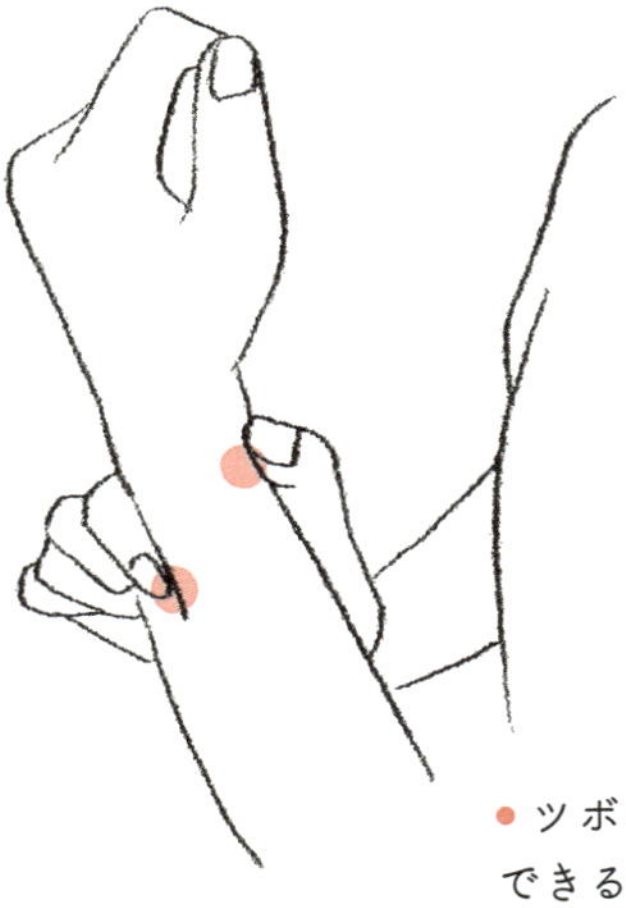

- ツボの位置をしっかり確認してできる押し方

不安や緊張をやわらげる

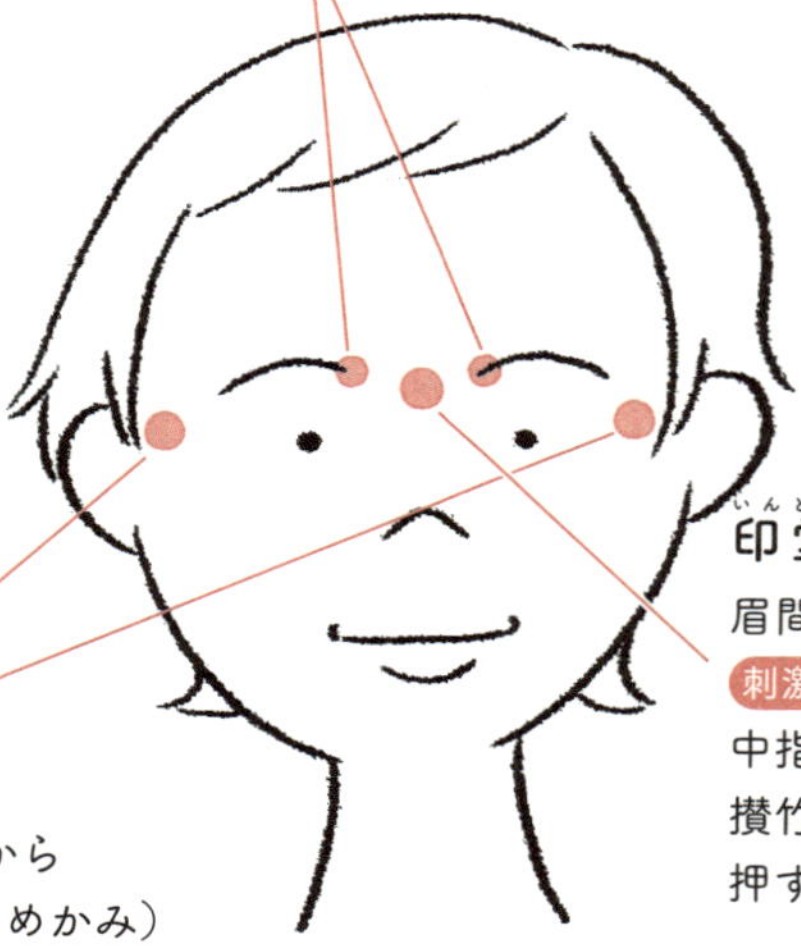

攢竹《さんちく》

眉頭の下

刺激法

人差し指と薬指の腹で
左右の２カ所を同時に押圧

印堂《いんどう》

眉間の中央

刺激法

中指の腹で押圧
攢竹と印堂を同時に
押すとより効果的

太陽《たいよう》

眉尻と目尻の間から
指２本分外側（こめかみ）

刺激法

人差し指と中指をそろえて、
左右の２カ所を同時に押圧

※顔にはお灸はしないでください。

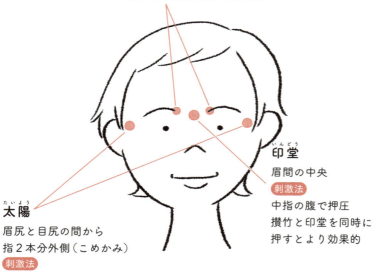

神門《しんもん》

耳の上側、軟骨のくぼみ

刺激法

耳を指で挟んでもみほぐす

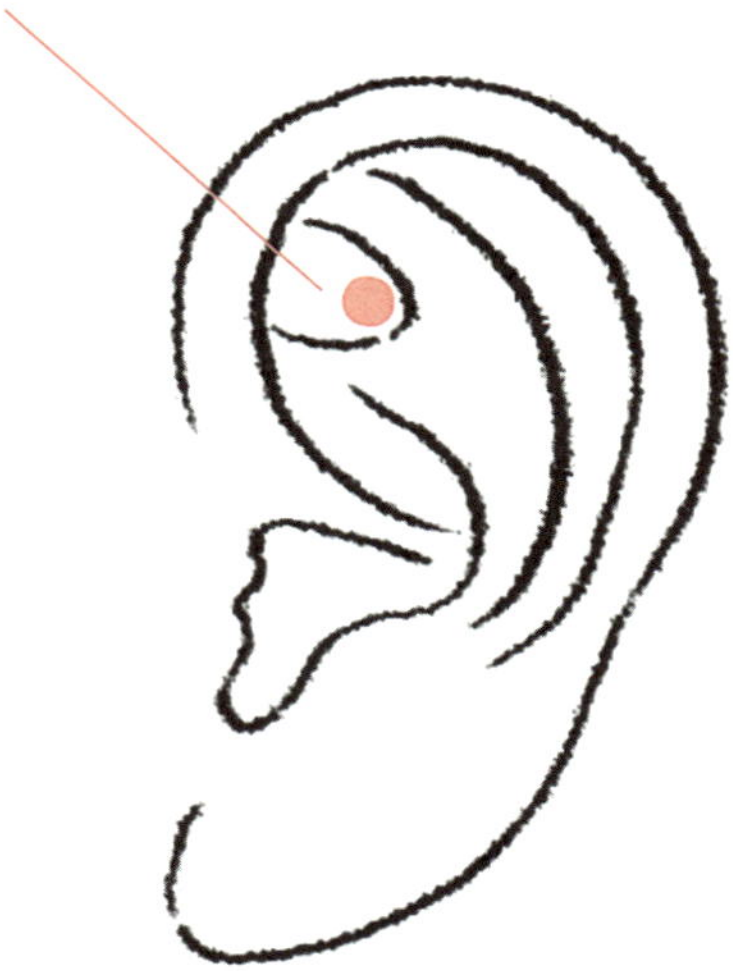

基本のツボ（80ページ）で紹介している左腕の経渠と外関もお灸や押圧をしてください。

吐き気を抑える

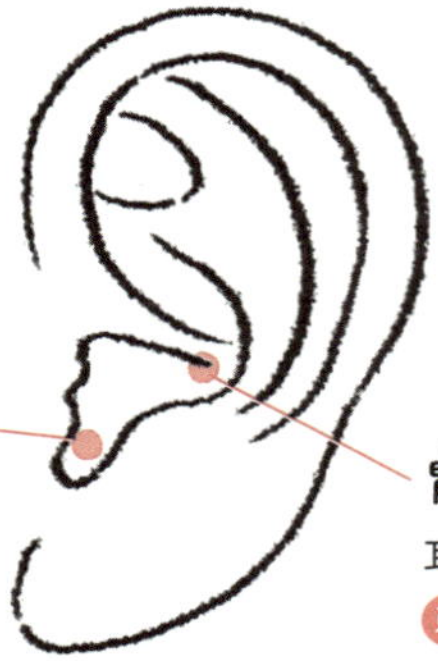

三焦点《さんしょうてん》

耳の穴近く

刺激法

楊枝の頭（尖っていないほう）など細いもので押す。耳ツボ用の磁器シールでもよい

胃点《いてん》

耳の中央、軟骨のくぼみ

刺激法

楊枝の頭（尖っていないほう）など細いもので押す。耳ツボ用の磁器シールでもよい

胸のつかえ、のどの詰まり感をやわらげる

顖会《しんえ》

額（前髪）の際から指の幅２本分後ろ

刺激法

後ろから前へ向かって強めに指で押圧

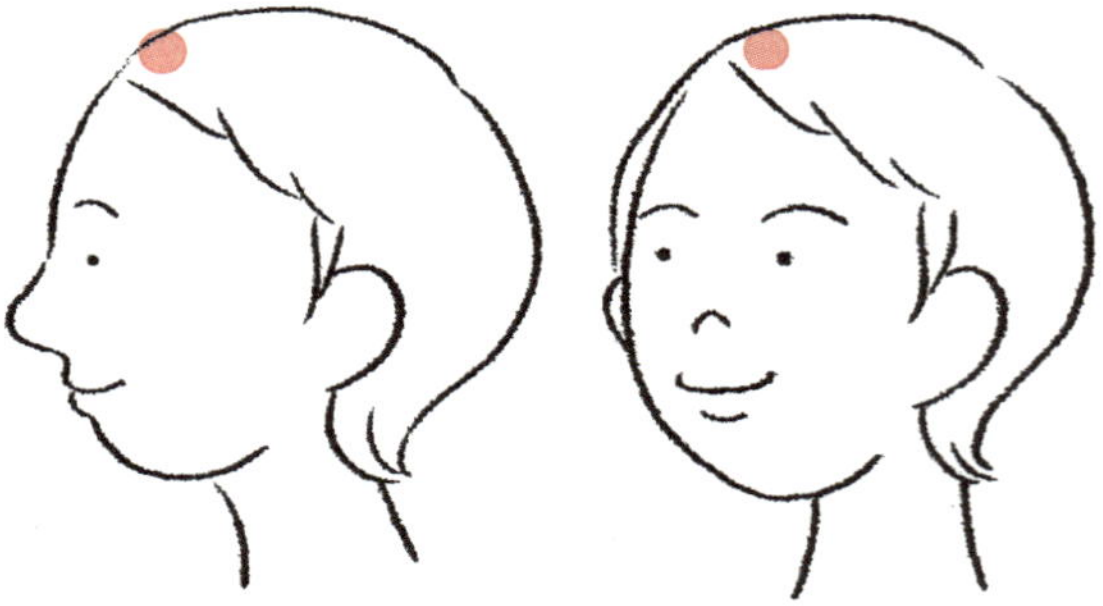

動悸を鎮める

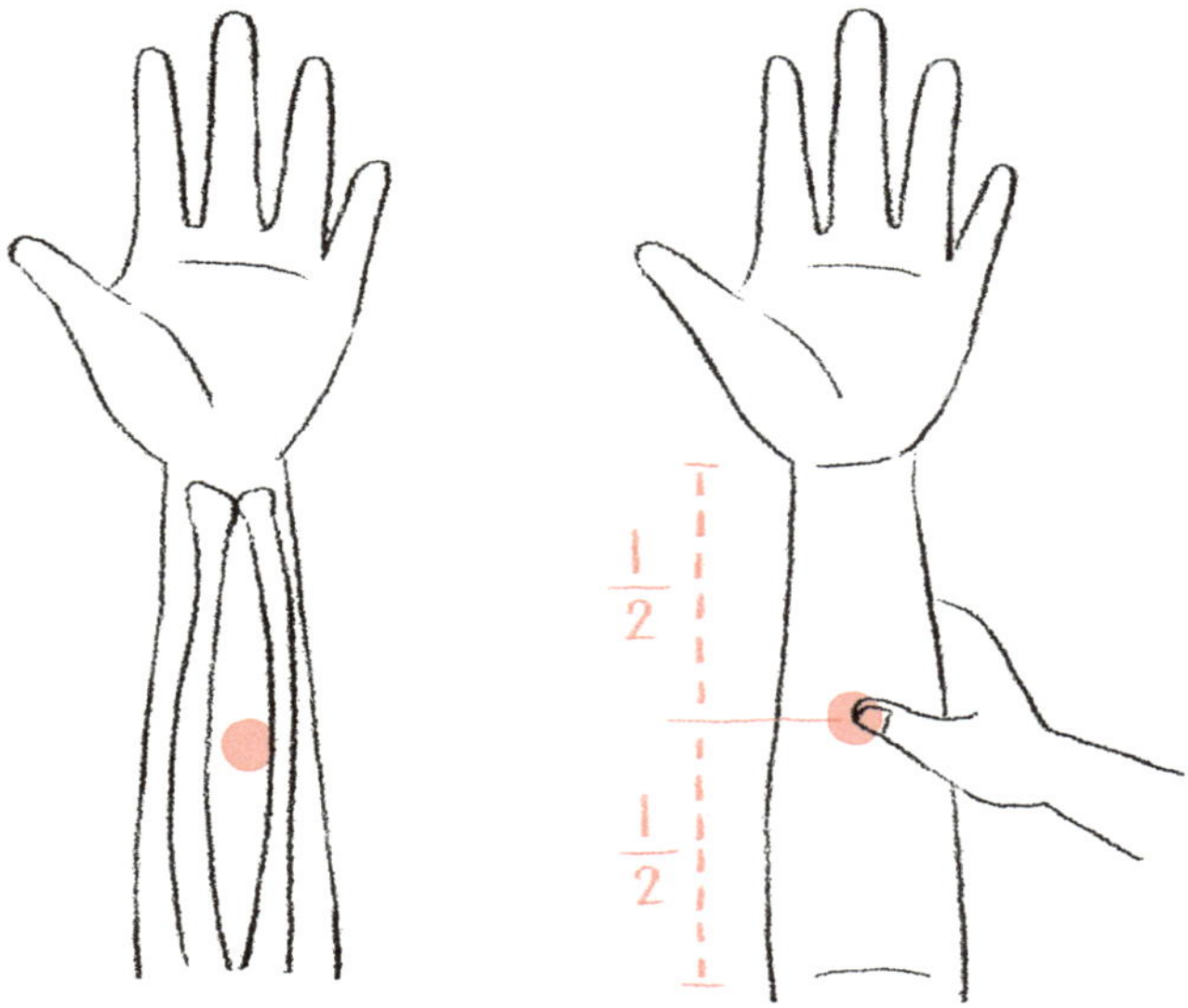

左腕の郄門《げきもん》

左手首内側の中央からひじのシワの中央を結んだ線上の、ほぼ真ん中

刺激法

お灸、または親指で押圧

更年期障害

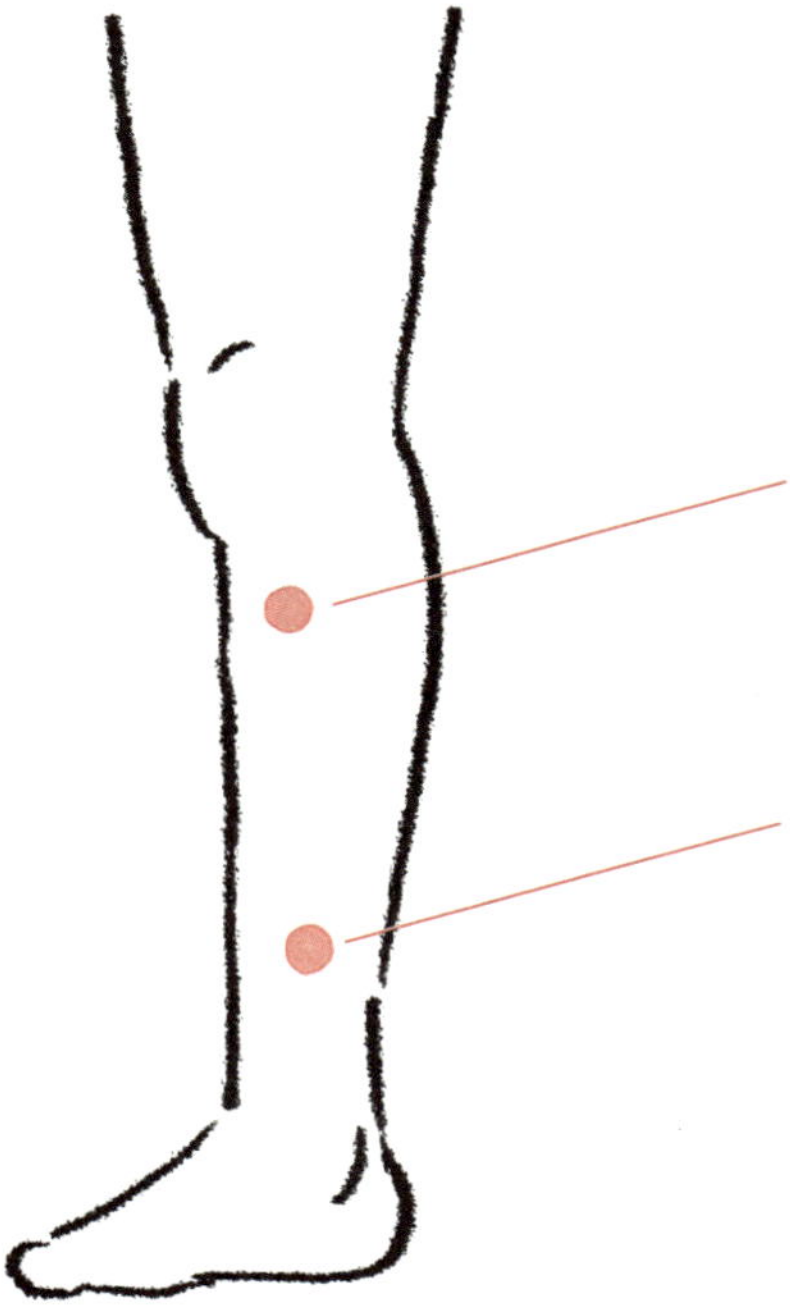

陰陵泉《いんりょうせん》

すねの骨の内側をひざへ向かってなで上げたときに指が止まるところ

三陰交《さんいんこう》

内くるぶしから指の幅4本分上

刺激法

お灸

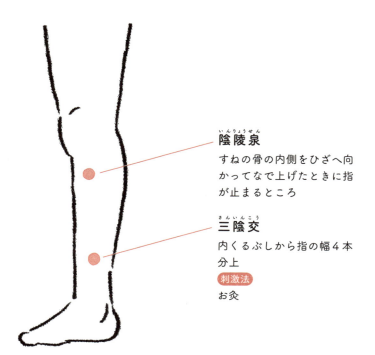

上髎《じょうりょう》

仙骨（背骨のいちばん下にあり骨盤の一部である三角形の骨）にあるいちばん上のくぼみ

刺激法

お灸、または使い捨てカイロで温める

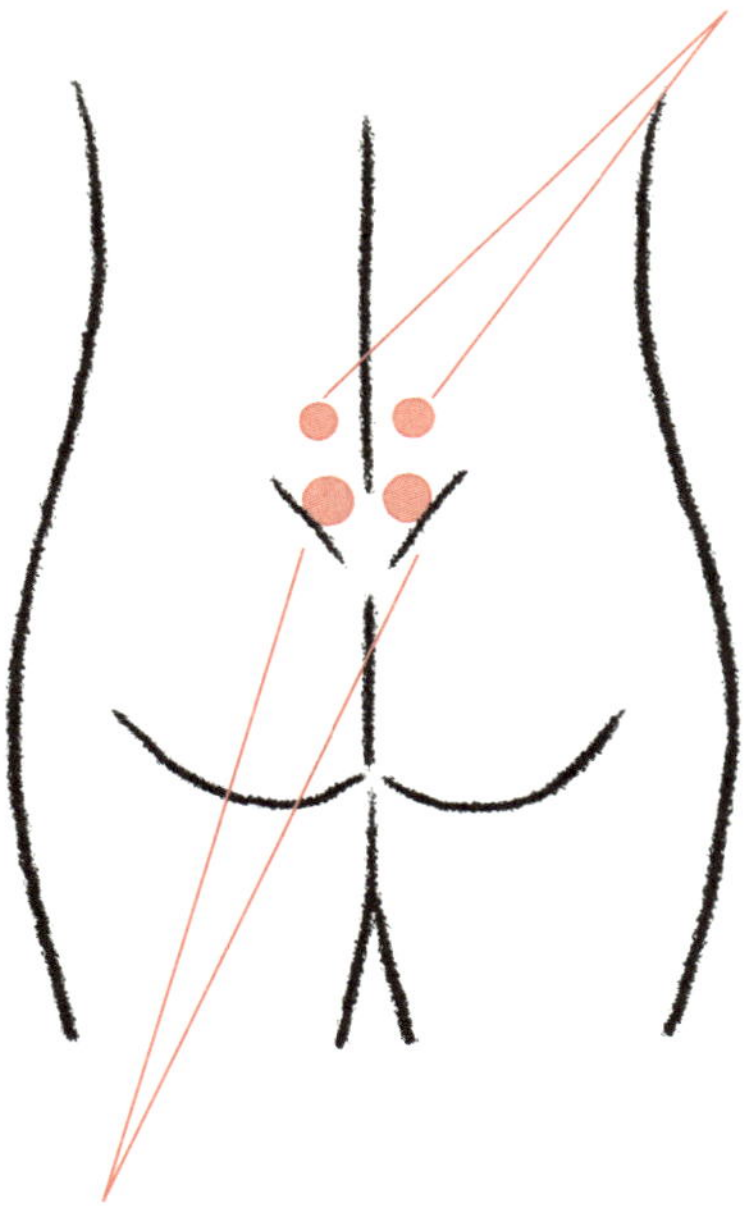

次髎《じりょう》

仙骨にある上から２番目のくぼみ

刺激法

お灸、または使い捨てカイロで温める

不安が押し寄せたら……とりあえず「落ち着く」

パニック発作を一度でも経験したら、もうあんな怖い思いはしたくないのは当然です。「もし発作が起きたらどうしよう」という予期不安で、何もできなくなってしまうことも少なくありません。でも、ここで紹介している「ゆるめるワーク」を試してみて、病気に向き合おうという力が湧いてきたら、「発作が起きそうになったらすること」をリストアップしてみましょう。

ポイントは「不安から一時的に気を逸《そ》らすこと」です。恐怖や緊張が強くなってきたときは、スマホの画面に集中する、メールを打ち続ける、という人が多いようです。好きな匂いを嗅いだり、音楽を聴いたりして、意識をほかに向けるのもいいと思います。

また、「大丈夫、発作はすぐに収まる」「パニック発作で死ぬことはない」と自分に言い聞かせながら、やり過ごす人もいます。「お守りツボ」を押すのも、もちろんおすすめです。

ただし、呼吸法をやると過呼吸を引き起こすことがあるため、控えてください。

ワーク1

「お守りツボ」を押す

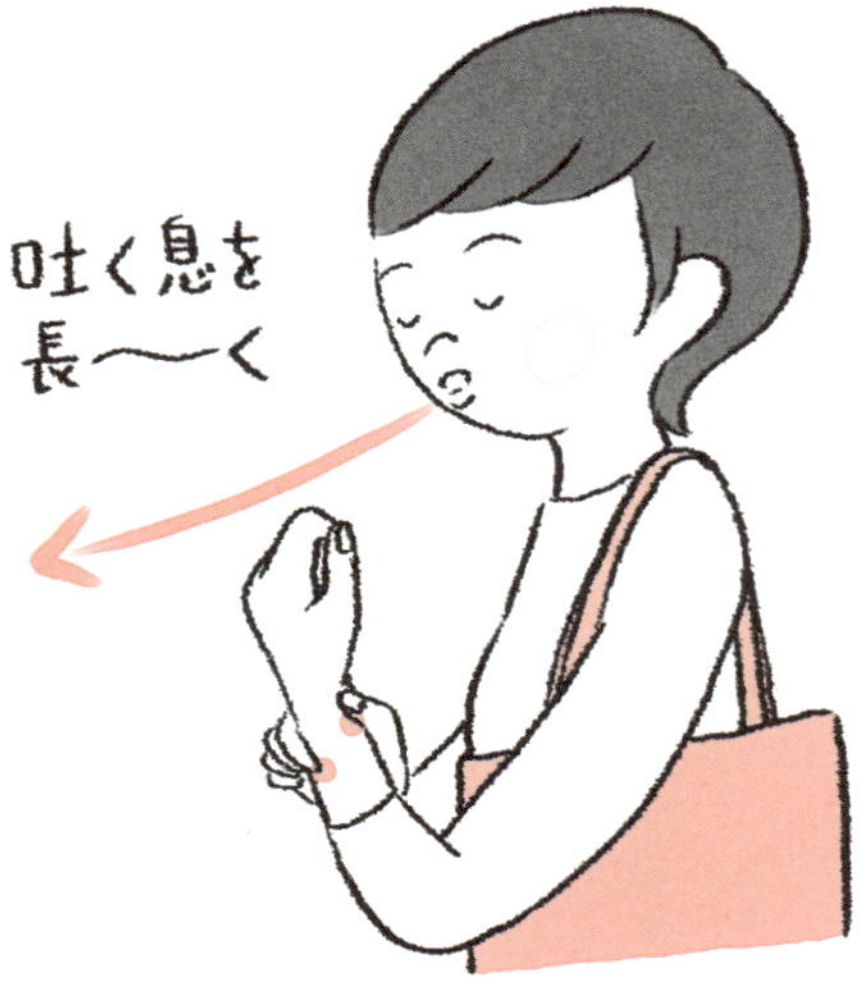

左腕にある経渠と外関をグッと押す（83ページ）。

ワーク2

アロマオイルを嗅ぐ

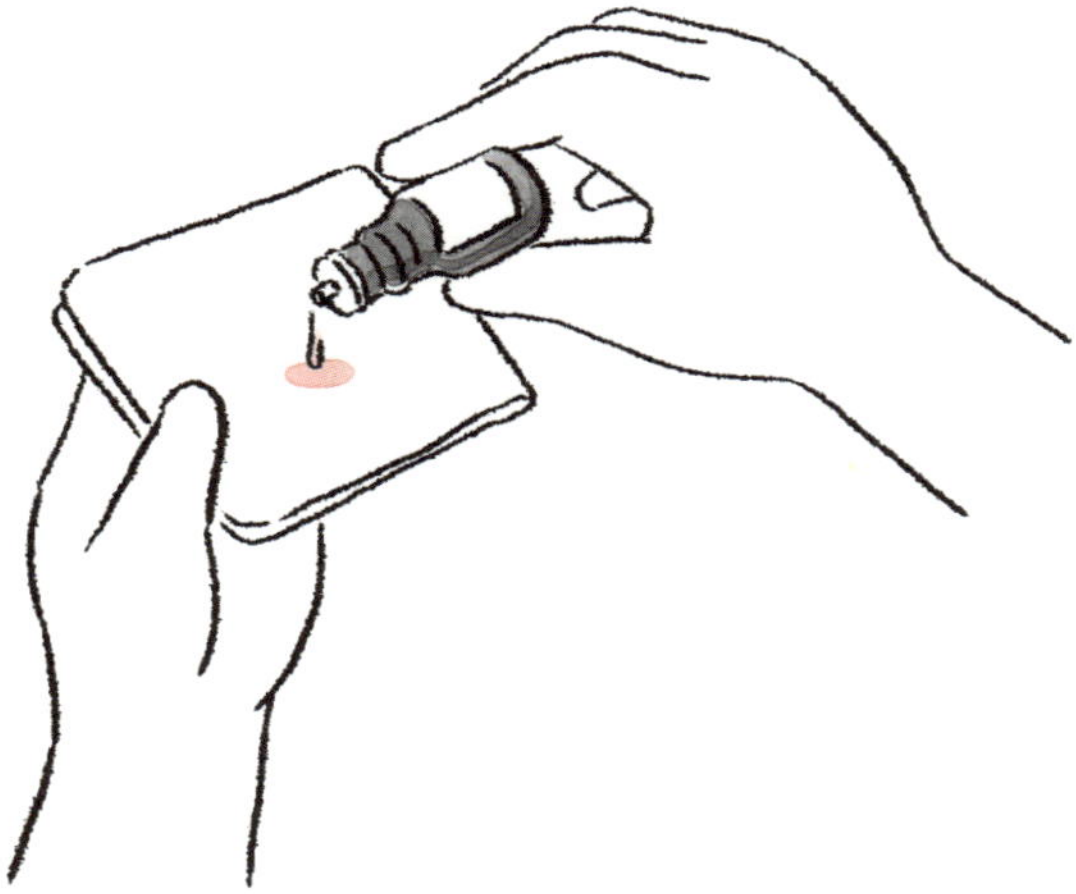

好きな香りのアロマオイルをハンカチなどに垂らして匂いを嗅ぎます。ロールオン（ボトルにロールがついていてオイルを直接肌に塗布できるもの）なら携帯に便利です。

ワーク3
ガムを噛む

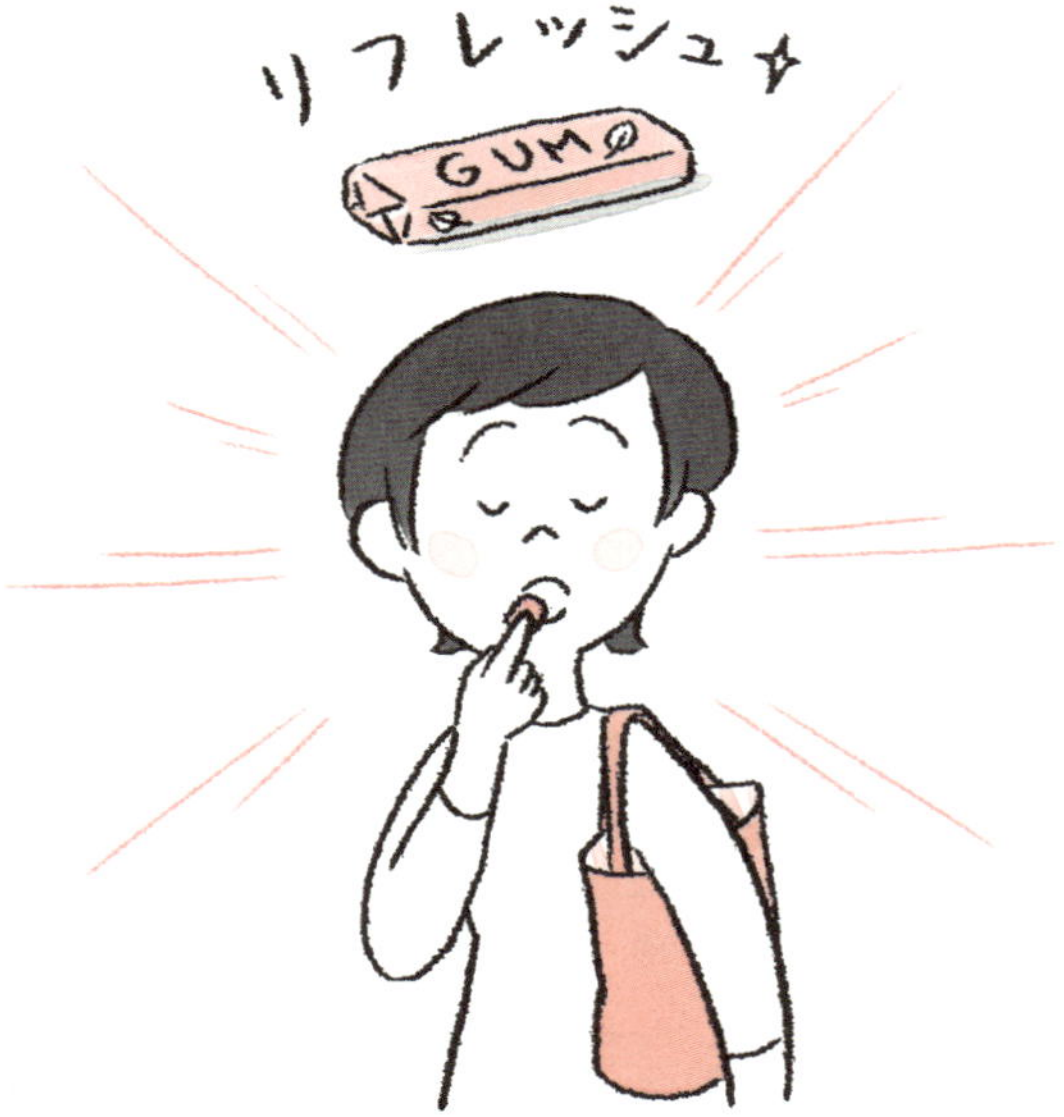

ガムを噛むのもおすすめです。リフレッシュするだけでなく、咀嚼によって副交感神経の働きが高まって、自律神経が安定するといわれているからです。飴をなめたり、冷たい水を飲んだりするのもいいでしょう。

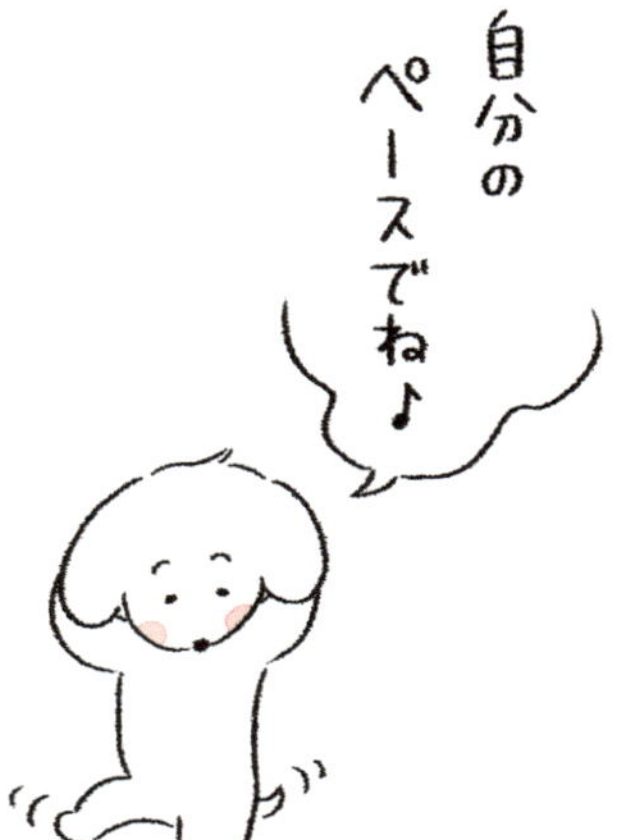
自分のペースでね♪

Part 3

正しく知れば克服しやすい！

パニック障害とは何か

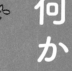

こんな症状に思い当たったらパニック発作かもしれません

私が初めてパニック発作を起こしたのは、忘れもしない2001年5月のこと。36歳のときでした。鍼灸師の専門学校に向かう電車が最寄り駅に着く直前、突然、心臓がバクバクバクッと激しく鼓動すると同時に、車内の空気が薄くなってしまったように呼吸しづらくなり、「このまま死ぬのでは……」という激しい恐怖に襲われたのです。私は鍼灸師になる前は、大学で心理学を学び、心理カウンセラーとして働いていました。パニック障害に関する専門知識を身につけていましたし、パニック障害の人のケアを行なった経験もあったのに、自分が発作を起こしたら、少しも冷静ではいられませんでした。

パニック発作は強い恐怖心や不安感が突然、急激に沸き起こり、数分以内にピークに達します。その間に次のうち四つ以上が起こったら、パニック発作と考えられます。

① 動悸、心悸亢進《しんきこうしん》（動悸とともに心臓の存在を感じる）、または心拍数の増加

②発汗
③身ぶるい、または震え
④息切れ感、または息苦しさ
⑤窒息感
⑥胸痛、または胸部の不快感
⑦吐き気、または腹部の不快感
⑧めまい感、ふらつく感じ、頭が軽くなる感じ、または気が遠くなる感じ
⑨冷感（悪寒《おかん》）、または熱感
⑩感覚異常（感覚まひ、またはうずき感）
⑪現実感喪失《そうしつ》（現実ではない感じ）
⑫コントールや正気を失うことに対する恐怖
⑬死ぬことに対する恐怖

パニック発作はなんの前触れもなく起こります。しかも、それまでなんら不調も感じていなかった人でも起こります。想像すらしていなかったことが起こるからこそ、よけいに不安と恐怖心でいっぱいになってしまうのです。

エピソード① 息ができない、呼吸が苦しい

パニック障害で私の鍼灸院に相談に訪れる人の大半が、「息が吸えない、息苦しい」という経験をしたことがあると言います。私も初めてパニック発作に襲われたとき、「息ができない！」と感じ、恐怖心でいっぱいになりました。同時に、のどの詰まり感もありました。

人は不安や緊張などを感じると、呼吸のリズムが乱れます。呼吸がしづらいと感じるため、たくさん息を吸って酸素を体内に取り込もうとします。「過呼吸（過換気症候群）」という状態です。その結果、体内の二酸化炭素が減り、よけいに息苦しさを感じるようになります。からだのしびれやめまい、胸の痛みなども感じるため、恐怖心がどんどん大きくなり、さらに過呼吸が悪化する、という悪循環に陥ってしまうのです。

覚えておいてほしいのは、「呼吸ができない！」と感じても、パニック発作であれば、からだに異常はありません。めまいを起こしたり、気を失ったりしてしまう人もいますが、死んでしまうことはないので安心してください。私も発作が起きて息苦しくなったときは、「死なないから大丈夫」と何度も自分に言い聞かせていました。

エピソード② 急に心臓がバクバク

大勢の人の前でスピーチする、ホラー映画を観るなど、緊張したり怖い思いをしたりしたとき心臓がドキドキするのは、誰にでもあることです。でも、パニック障害の人は平穏な日常生活のなかで急に心臓がバクバクして、心拍数が上がってしまうことがあります。

心拍は交感神経と副交感神経からなる自律神経によってコントロールされています。人は緊張や不安などのストレスを感じると交感神経が優位に働き、心拍数が上昇します。同時に、筋肉は緊張でこわばり、呼吸は浅くなります。パニック発作による動悸や心悸亢進は心臓の病気によるものではないので、検査をしても異常は見つかりません。心臓にトラブルがないのに動悸や心悸亢進に悩まされるときはパニック障害を疑いましょう。

「不安やストレスは感じていないのに、なぜ動悸がするの？」と疑問に思う人もいるかもしれませんね。パニック障害を発症する人はがまん強いので、本当はストレスを感じていても、それを無意識のうちに抑え込んでいることがあります。

パニック発作は「もうがまんの限界だよ」と、あなたに教えてくれているサインと考えてください。

エピソード③　錯乱してしまいそう

パニック発作には、感覚がまひする、自分の行動が夢の中で起こっていることのように感じられる、自分が自分でなくなるような気がする、自分の行動をコントロールできなくなりそうで怖くなる、といった症状もあげられます。こうした感覚は、多くの人がそれまでの人生で経験したことがないものだと思います。そのため、「理性を失ってしまったのではないか」と強い恐怖を感じてしまうのです。

パニック障害を発症する人はまじめで、人の目を気にしやすい面もあることが多いといわれています。そのため「おかしな行動をしている自分を見られたくない」「恥ずかしい」「人に迷惑をかけたくない」という気持ちも強く、それが恐怖心や不安感をさらに強めることになりがちです。

パニック発作によるこれらの感覚は、脳になんらかの病気があって起こることではないし、パニック発作によって脳にダメージを受けることもありません。

「錯乱することはない」「脳の病気ではない」とわかっていると、恐怖や不安を多少でもやわらげることができるのではないでしょうか。

エピソード④「怖い場所」がどんどん増えていく

パニック発作の恐怖や不安を経験した人は、発作を起こした場所が怖くなり、そこに行けなくなります。私の場合は電車でした。初めて発作を起こした翌日から電車に乗れない日が増えていき、そのまま夏休みを迎えました。9月になって電車に乗ることに挑戦したものの、やはり乗った直後に動悸、息苦しさ、のどの詰まりが起こり、途中で電車を降りてしまう日がさらに増えていったのです。

しかも、次第にバスや窓を締め切った車にも乗れなくなり、さらに乗り物だけでなく、混雑したスーパー、美容院、歯科医院、人混みと、「怖くて行けない場所」がますます増えていきました。

このように怖い場所が増えていくと、行動範囲がどんどん狭くなってしまいます。なかには家の外に出られなくなってしまい、「病院で相談したいけれど外出できない」という人もいます。私が初めて受診した精神科は自宅から2駅しか離れていませんでしたが、電車に乗れず、混雑した道路もダメだったので、初診時はクリニックにたどり着くまでに2時間近くかかりました。

パニック障害について知っておこう

パニック発作は、パニック障害という病気の中心的な症状です。風邪を引くと咳が出たり発熱したりするのと同じこと。パニック障害は１００人にひとりくらいの割合で起こるといわれており、男女比は１：２で、女性のほうが発症しやすい病気です。年齢的には、男性は25〜30歳、女性は30〜35歳が多いとされますが、私の鍼灸院には、10代から60代までの幅広い年齢層の方が、パニック障害に苦しんで来院されます。

つまり、パニック障害は珍しい病気ではなく、誰でもなる可能性がある病気なのです。しかし、日本ではまだあまり認知されておらず、適切な治療やケアを受けられないまま、症状が悪化してしまう人も少なくありません。

パニック障害は、発症した人に大きな不安と恐怖を与えてしまう病気ですが、自分を苦しめている病気の正体がわからないと、不安と恐怖はよけいに膨れ上がります。パニック障害を克服するために、あなたを苦しめている病気を正確に知っておきましょう。

日常生活に支障をきたすほど心配や不安に悩まされたら パニック障害と判断される

パニック障害は「不安障害」のひとつに分類される病気です。大勢の人の前で話すときや大事な場面に臨むとき、緊張して汗をかいたり、心臓がドキドキしたりするのは当たり前の反応です。でも、心配や不安が大きくなりすぎて日常生活に支障が出てしまい、困った状態になっていたら「不安障害」と判断されます。

精神医療の世界基準となっている、米国精神医学会発行の『精神疾患の診断・統計マニュアル』（DSM-5-TR）には、パニック障害の診断基準が定められてます。

＊パニック障害の診断基準

A　予期しないパニック発作がくり返し起こる

B　少なくとも1回の発作のあと1カ月間（またはそれ以上）、次のうちのひとつ（またはそれ以上）が続く

（1）もっと発作が起こるのではないかという心配、または発作の結果についての心配（抑

制を失ってしまう、どうかなってしまうのでは、という懸念）
（2）発作に関連して大きな行動の変化（パニック発作を避ける行動）があらわれる
C　この障害は、物質（例：薬物乱用、投薬）、またはほかの身体疾患の直接的な生理学的作用によるものではない
D　この障害は、次のようなほかの精神疾患ではうまく説明できない
社会不安症／極限性恐怖症／強迫症／心的外傷後ストレス障害／分離不安症

慢性期に移行するとほかの病気と診断されやすく、症状が悪化しやすい傾向に

パニック障害には急性期と慢性期があり、急性期にはパニック発作がくり返し起こります。今まで普通にできていた、電車に乗る、美容院に行く、エレベータに乗る……などが怖くてできなくなり、仕事や生活に支障が出るため、激しい焦りやつらさを感じます。私もひとりでは外出がままならず、自分のことを情けなく感じていました。

急性期の次には慢性期がやってきます。

次のような症状に思い当たる方は、慢性期に移行していると考えられます。

＊慢性期によく見られる症状

〈精神的な症状〉
何もないのに焦る／現実感がなくなる／胸騒ぎがする／感情が湧かない／雲の上にいるような感じがする　など

〈身体的な症状〉
頭がジーンと重い／頭が後ろに引っ張られている感じがする／目が乾く／目の焦点が合わない／耳鳴りがする／のどが詰まる感じがする／脈が飛ぶ／動悸や息切れが頻繁に起こる／胸が苦しい／手が冷たい／寒気がする／全身にしびれがある　など

慢性期の症状は、ほかの病気でも見られるものです。そのため、自律神経失調症などほかの病気と診断されて適切な治療が受けられず、処方された薬を飲んでも症状が改善されないどころか、ますます状態が悪くなっていく……というケースが少なくありません。

パニック障害の苦しみから解放されるためには、早めにパニック障害と診断され、適切な治療とセルフケアを始めることがとても重要になります。

パニック障害は「広場恐怖症」を伴うことが多い

パニック障害は「不安障害」に分類される病気のひとつです。不安障害にはほかに、ストレス障害（主に心的外傷後ストレス障害＝ＰＴＳＤを指す）、全般性不安障害、強迫性障害、恐怖症などがあります。恐怖症はさらに次の三つに分類されます

①限局性恐怖症……雷、虫、尖ったもの、高所・閉所など特定のものや場所が怖い
②社交恐怖症……人前でスピーチしたり、食事をしたりすることが怖い
③広場恐怖症……誰からも助けてもらえないと感じる場所や、逃げ出せないと感じる場所が怖くて避けようとする

パニック障害の人は広場恐怖症を併発するケースが多く、私もそのひとりでした。
パニック発作を起こすと、「また発作が起きたらどうしよう」という「予期不安」が強

くなります。発作とそれが起きた場所を結びつけ、たとえば、「電車に乗ったらまた発作が起きるのでは……」と考え、その場所や状況を避けるように。これが高じると広場恐怖症に移行してしまうのです。広場恐怖症の対象になりやすいのは、①広い場所、②囲まれた場所、③列に並ぶ、群衆の中、④公共交通機関の中、⑤家から離れた場所、知らない場所など。私も電車に乗れなくなっただけでなく、近所のスーパーにも入れなくなりました。

パニック障害に広場恐怖症を伴うと、行動範囲がどんどん狭くなっていきます。

恐怖症のひとつとして最近注目されているのが、会食恐怖症です。人前で食事をすることや、レストランなどで食事をすることに強い恐怖を感じる症状で、会食を避けることで人間関係が制限されたり、ビジネスチャンスを逃したりしてしまいます。

私が診ている患者さんのなかにも、一定数、会食恐怖症を併発している方がいます。よくある訴えが、「カフェは大丈夫だけど、かしこまった席での会食が怖い」「コース料理がとくにダメで、中座できないと思っただけで気持ち悪くなる」というものです。

共通しているのは、「食事が終わるまで動けない」という状況に恐怖を感じることで、広場恐怖症の「対象になりやすい場所」に通じるものもあります。私の患者さんに限っていえば、多くはパニック障害が改善されると同時に会食恐怖も軽くなっていきました。

女性とパニック障害

パニック障害は、男性より女性のほうが発症しやすい傾向にあります。それは、女性ホルモンが自律神経の働きに影響を与えるからだと考えられます。

では、女性ホルモンと自律神経はどのような関係にあるのでしょうか。

脳の視床下部↓脳下垂体↓卵巣と指令が伝えられて、女性ホルモンが分泌されます。視床下部には自律神経をコントロールする働きもあるので、女性ホルモンのリズムが変化すると自律神経も影響されて、交感神経と副交感神経のバランスがくずれやすくなります。

そして、自律神経の乱れはパニック発作を誘発します。女性は毎月の生理に加え、出産、授乳、閉経といった女性ホルモンが変動するライフイベントが多くありますね。そのため、女性のほうがパニック障害をはじめとする心のトラブルを抱えやすいのです。

さらに、出産や閉経といった女性ならではのライフイベントは、その人の生活を大きく変えるものですから、ストレスの原因になりやすいともいえます。また、出産後も働く女性が増えたことで、仕事に対するストレスや、仕事と育児の両立の悩みも多くなり、パニック障害に悩まされる可能性が高くなると考えられます。

とくに注意したいのが更年期です。更年期とは閉経をはさんだ前後約10年間のことで、パニック障害を起こしやすい年代です。個人差はありますが、一般的には45〜55歳頃です。更年期を迎えると卵巣機能が低下し、女性ホルモンが急激に減少します。それに伴い自律神経のバランスが乱れ、からだにも心にも不調があらわれるようになります。

さらに、子どもの自立、親の介護や死、夫婦関係、老後の生活といった、喪失感、心配事、不安など心を乱されるような出来事が次々に浮上する年代でもあります。それらがきっかけとなって、パニック障害を発症する人は少なくありません。

女性ホルモンが変動する時期は、心のトラブルが起こりやすい時期といえます。イライラ、落ち込み、無気力感、集中力の低下、不眠、倦怠感、食欲低下などを感じたときは、「おもち呼吸法」や88ページで紹介しているツボにお灸をして、リラックスしましょう。副交感神経が優位になることで心とからだの緊張がほぐれ、不快症状を改善できます。そして、それがパニック障害の予防へとつながります。

パニック障害の原因となる心とからだの状態

パニック障害の原因は、今のところはっきりとはわかっていませんが、研究は進んでいて、正体が解明されつつあります。ストレスや不安などのネガティブな感情によって脳に機能障害が起こり、誤作動を起こすことでパニック障害が起きるのではないか、といわれています。脳内の情報を伝達する神経伝達物質のうち、ノルアドレナリン、セロトニン、ギャバ（γ《ガンマ》アミノ酪酸）、ドパミン（ドーパミン）などが関係しているようです。

パニック障害の人は、ほかの不安障害、とくに、社交恐怖症、限局性恐怖症、全般性不安障害などを併発することも多く、進行すると日常生活を送ることすら困難になってしまうことがあります。

パニック障害は誰でも発症する可能性があるとはいえ、発症しやすい人には共通した傾向があります。

周囲の人から、几帳面、社交的、協調性があると評価され、「性格がいい人」「付き合いやすい人」という印象を持たれる人が多いといわれます。

また、責任感が強くプレッシャーを感じやすい、緊張しやすい、気にしやすい、人の目が気になるといったことも特徴です。頑張り屋さんで、何事も全力で取り組みます。

その一方、ストレスを感じやすく、不安を抱えやすい人が多いのですが、それを人に話すなどして発散するのが苦手で、自分のなかにため込みがち。その結果、ストレスや不安などが心の中の「コップ」に入り切らなくなってあふれ出し、ある日突然、パニック発作を起こす……というケースが多いのです。

どんな病気でも早期発見、早期治療が大切です。それはパニック障害も同じことです。早くに治療を始めるほど脳の「誤作動」を修正しやすく、パニック障害から解放される日が早くやって来ます。

反対に、自分の心とからだが発するSOSを無視してパニック障害を放置していると、不安感や恐怖心がどんどんふくれ上がってしまい、克服するためにかなりの時間が必要になってしまいます。風邪もパニック障害もこじらせると長引きます。パニック発作を一度でも起こしたら、できるだけ早く対処することが大切です。

ストレスとパニック障害発症の間にはタイムラグがあることも

パニック障害は、ストレスや不安などネガティブな感情の蓄積によって起こりますが、ストレスによる心へのダメージはタイムラグが生じることがあります。半年前、1年前のストレスが、パニック障害発症の原因になっていることもあるのです。

私の患者さんのなかにも、「思い当たるようなストレスはない」と言う方がいます。でも、じっくり話を聞いてみると、半年前に仕事で大きなプレッシャーを感じた、介護をしていた親が1年前に他界したなど、心の大きな負担になった出来事が出てきます。

私が初めてパニック発作を起こしたのは、鍼灸師の資格を取るために専門学校へ通っていたときでした。働きながら片道2時間かけて通学するなかで疲れやストレスがたまっていたのでしょう。これがパニック発作の誘因となったと考えています。

でも、原因はそれだけではありません。私は中学生の頃から自律神経系が弱く、つねに心身の不調を抱えていました。パニック障害を発症する20年も前のことですが、こうした不調も、パニック障害につながったのかもしれません。

「振り返りノート」をつけ、自分への理解を深めよう

パニック障害の相談で私の鍼灸院を受診する方には、「振り返りノート」をつけることをおすすめしています。

たとえば、こんなふうです。

・初めてパニック発作を起こした場所、そのときの自分の心とからだの状態
・その日、パニック発作を起こす前にしたこと、そのときの気持ち
・その日からさかのぼって1週間の間で印象に残っていること、そのときの気持ち
・1週間前〜1カ月前で印象に残っていること、そのときの気持ち
・半年前、1年前で印象に残っていること、そのときの気持ち

思い出しながら文字にし、起こった出来事と自分の気持ちを探っていくと、何が自分の心を動揺させ、パニック発作の引き金となったのかが見えてきます。さらに、どういう状況、どのような場所をストレスと感じるのかもわかり、自分の精神状態の理解をより深め

ることができます。

でも、「発作を起こしたときのことを思い出すのはつらい」と感じるのであれば、無理をしないでください。

楽な気持ちで、できる範囲にとどめましょう。

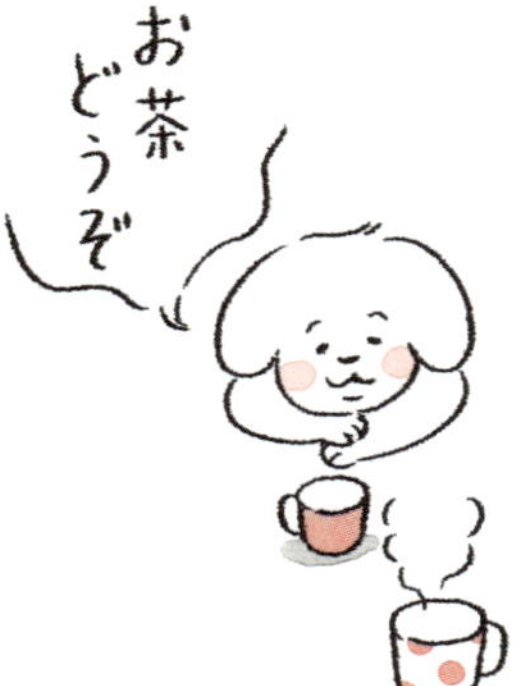

Part 4

大丈夫！ かならずよくなる「影森式メソッド」実践エピソード

CASE 1

電車のシーンと海辺の風景でイメトレ 今の目標は東京ドームのライブに行くこと!

J・Mさん(50代女性・会社員)

仕事が立て込んで、とても忙しかった2017年8月、急に胸が苦しくなり、救急車で病院へ。検査の結果は異常なしでしたが、医師が「パニック障害かな」とつぶやいたのは聞き逃しませんでした。その後、出勤のため電車に乗ると、またもや胸が痛くなったのです。そこで、11月に心療内科を受診したところ「パニック障害でしょう」とのことで、抗不安薬を処方されました。

薬を飲むと不安感は落ち着くのですが、薬の影響ですごく眠くなるし、めまいもするので、仕事に支障が出るようになってきました。でも薬を飲まないと不安が強くなり、混雑した電車には怖くて乗れないし、お店のレジに並ぶこともできません。

そのうち予期不安もあらわれ、自宅の目の前のコンビニにも行けなくなってしまいました。家の前の横断歩道を渡ろうとすると、怖くて足がすくむのです。さらに、安心なはずの自宅にいても心がゾワゾワするようになり、つねに緊張している感じでした。

休職はしたくなかったので、めまいや動悸がひどいときは在宅勤務にしてもらいました。出勤しなければいけないときは、途中の駅まで夫に付き添ってもらっていましたが、出勤するだけで心身ともに消耗してしまい、正直、仕事どころではありませんでした。

「影森式メソッド」3カ月めから効果を実感

こんな症状がいつまでも続いたら、生活も仕事もダメになってしまう。薬を飲まずに改善する方法はないものかと、インターネットで必死に調べ、探し当てたのが、「鎌倉ひまわり鍼灸院」のホームページでした。影森先生ご自身もパニック障害を経験したと書かれていたので、この先生ならわかってくれるに違いない！ と確信し、コンタクトを取りました。

初診時に「影森式メソッド」である、おもち呼吸法、お守りツボ、イメージトレーニングの指導を受け、こんな方法があるんだとびっくりしました。不安が強くなると力が入って呼吸が浅くなるから、日頃から深く呼吸することが大事というお話にすごく納得しました。実際、おもち呼吸法をすると、心身ともにリラックスし、楽になるのを感じました。

イメージトレーニングは、じつは最初は「なんで嫌な場所、怖い場所のことを思い出さなきゃいけないんだろう。よけいに悪くなったりしないんだろうか」と半信半疑だったのです。でも、影森先生にリードされながら、苦手な場所（電車に乗っている状況）と、リラックスできる場所（青い空と青い海、白い波が打ち寄せるシーン）を交互に思い浮かべてみたら、なんだか気持ちが落ち着くのを感じました。これを続けたら、電車に乗るのが怖くなくなるかもしれない、買い物にも行けるようになって穏やかな日常生活を取り戻せる気がする……と、希望が見えたように思えました。先生に言われたことを思い出しながら、毎日寝る前と電車に乗る前にイメージトレーニングを行ないました

「影森式メソッド」を始めて3カ月くらいたった頃から、「今日は大丈夫そう」と思える日が出てくるようになりました。混雑した電車に乗ると不安が強くなるので、出勤時はかならず座れるグリーン車を利用していたのですが、「影森式メソッド」を続けたことで、徐々に電車に乗ることが苦に感じなくなる回数が増え、効果が出ていることを実感しました。そんなその一方、とくに何もしていないのに、ふいに不安に襲われることもありました。

ときはおもち呼吸法とお守りツボをすぐに行ない、「大丈夫、大丈夫」と自分をいたわると不安が収まるようになっていきました。

発症2年後にハワイ旅行が実現!

そんな日々を重ねているうちに、少しずつひとりで電車に乗って買い物に行けるようになっていたのです。2019年8月にはハワイ旅行にも行けました。旅行前から、イメージトレーニングとおもち呼吸法をくり返し行ないました。そのかいあって、不安を感じたりめまいなどの症状に悩まされたりすることもなく、ハワイ観光を思い切り楽しむことができました!!

今の目標は、東京ドームのライブに行くことです。絶不調だった時期に心を慰めてくれたバンドを、生で観て聴きたいのです。じつは今も、人がたくさん集まる場所は苦手です。キャパの小さな劇場で観劇を楽しむことはできるようになったのですが、東京ドームのような大規模なライブ会場を想像すると、心がゾワゾワゾワッとします。

でも、「影森式メソッド」を続けていけば、いずれはそれも克服し、ライブに行けるようになるはず! と信じています。

CASE 2

苦手な場所への経路もリアルに思い浮かべる小さな成功体験を積み重ねパニック障害を克服！

A・Hさん（40代女性・医療研究職）

最初に「怖い」と感じたのは5年前、アメリカから日本に一時帰国した際、砂風呂のような酵素風呂に入ったときです。目を布で覆われたとたん、一気に恐怖が襲ってきました。酵素風呂の中では思うように身動きできないこともあり、強烈な恐怖体験となってしまったのです。このことが引き金となって、歯科医院での治療や乗り物など「動いてはいけない場所」が苦手になりました。でも、少しがまんすれば乗り物には乗れていたので、そのうちまた平気になるはず、と思っていました。

ところが、酵素風呂の経験から5年後、ミュージカルを見に行ったときのことです。劇場に足を踏み入れた瞬間、圧迫感で息苦しくなりました。公演中はステージに集中することで、なんとか乗り切ったのですが、ミュージカルを楽しむ余裕はありませんでした。

その1週間後、いつものように出勤するために夫が運転する車に乗り込んだところ、胸が苦しくてたまらず、途中で家に逆戻りしたのです。家で休んでいても不安感や恐怖心がいっこうに収まらず、めまいで頭がグルグルしました。さらに、その頃から光と音に敏感になり、家族と一緒に食事をするのもつらくなってしまったのです。

これは尋常ではないと、ファミリードクターに相談。「更年期障害が原因のパニック及び不安障害」と診断され、ホルモン充填療法を受けることになりました。薬のおかげで少しずつめまいや頭の重さが取れ、調子がいい日は家族と一緒に食事ができるようになりました。

でも、できれば薬に頼らずに病気を治したい。それで出合ったのが影森先生の1冊目の著書『パニック障害　大丈夫！　かならずよくなる』でした。「影森式メソッド」をぜひ受けたいと願い、オンラインカウンセリングを申し込みました。

苦手な場所のイメトレがつらく、中断することも

初回の面談で、車の運転、観劇、歯科医院での受診などを克服したいと相談しました。

私はパニック障害と同時に自律神経失調症も患っていて、体調が全般的に悪かったので、最初のうちは苦手な場所をイメージするのがつらくて、ぐったりと疲れてしまい、途中であきらめてしまうことも。でも、影森先生から「ゆっくりとやっていけば大丈夫」とアドバイスを受けていたので、無理はせず、リラックスを心がけながら行ないました。

苦手な場所のイメトレをするときは、苦手な場所だけを思い浮かべるのではなく、そこに至るまでのこともイメージするといい、とも教えてもらいました。私の場合、苦手な場所は歯科医院でしたが、イメージトレーニングは、歯科医院に着いたところから始めるのではなく、自宅を出て歯科医院に到着するまでの道のりを、よりリアルに細かくイメージしました。これがとても効果的だったのではないかと思っています。パニックを起こすことなく、歯科医院で1時間ほどの検診を受けることができたのです。

「影森先生に教えていただいたイメージトレーニングがちゃんと効いて、うまくいった」と、大きな自信になりました。

おもち呼吸法ももちろん実践しました。おもち呼吸法をすると、本当におもちが食べたくなってしまうので、よくトースターでおもちを焼いて食べました。そのおかげで、おもちが溶けるところをリアルに見ることができ、イメージしやすくなった気がします。

パニック障害を克服した今も、おもち呼吸法は一日5分程度やるようにしています。副交感神経が優位になって脳を休める作用もあるので、よい習慣になっています。

無理せず、小さな成功体験を積み重ねる

パニック障害になると、医師や心理士に「リラックスしてください」と言われます。でも、それができないから、つらいんですよね。私は自宅で休んでいてもリラックスできず、安心して寝ることができない状況が続いていました。パニック障害を克服するには、イメージトレーニングやおもち呼吸法を生活に取り入れて、「自分をいたわる」ところから始めるのが大切だなと痛感しています。

パニック障害の克服には、小さな成功体験の積み重ねがとても重要だと思います。

私はレジで並んでいる最中にパニックの症状が出なかった日は、その日の買い物のレシートなどを日記に貼り、「成功体験のコレクション」をしていました。反対に、うまくいかなかった日は「今の自分は病気なのだから」とあきらめる。それくらいゆるい気持ちでいるのがいい気がします。イメージトレーニングやおもち呼吸法は「やれば明日にはよくなる」というようなものではありませんが、続ければかならず効果があります。

CASE3

「影森式メソッド」のおかげで自信を持てパニック発作を回避することができました

Y・Mさん（40代・客室乗務員）

15年ほど前、車の運転中に息苦しくなったのが、パニック障害の始まりでした。電車の中や人混みでも息苦しさを覚えるようになり、心療内科を受診。2年間の治療で息苦しさは徐々に減り、発作は見られなくなりました。その後、結婚し、妊娠・出産を経て安定した生活を送れるようになりました。

ところが、2021年3月、娘のスイミングスクールの付き添いをしていたときのことです。その日はもともと体調がよくなかったのですが、スクール内のこもった空気が不快で、さらに具合が悪くなりました。人がたくさんいる更衣室に入ったら具合の悪さがピークに達し、「倒れたらどうしよう」と考えたとたん、吐き気と息苦しさに襲われました。幸い倒れることはなかったのですが、パニック発作が再発したことにがっかりしました。

20年くらい客室乗務員をしているので、飛行機の中で息苦しさを感じることはありません。ただ、1年ぶりにチーフパーサーとなり緊張していたせいか、仕事帰りに人混みに出ると、息苦しさが一気に襲ってきてつらかったです。

声の誘導でイメトレがスムーズに

心療内科で治療をしていたときは薬を処方され、飲み続けていました。効果はありましたが、また長期間薬を飲むことに抵抗がありました。薬に頼らず症状を改善できる方法を知りたいと思い、手がかりを探して見つけたのが、影森先生の本です。

本を読んで、おもち呼吸法とイメージトレーニングを実践したところ、心とからだが楽になることを感じました。でも、影森先生の鍼灸院が自宅から通院できる場所にあったので、先生の誘導でイメージトレーニングをしてみたいと思い、受診したのです。

影森先生の声を聴きながらやってみると、自分ひとりで行なっていたときよりもリラックスできると感じました。イメトレもスムーズにでき、「うまくできている。これならきっとよくなる！」という自信につながりました。

リラックスのイメトレでは、軽井沢の森の中でハンモックに揺られているところを想像しました。このシーンは、おもち呼吸法のときにも思い浮かべています。自分がゆっくり揺られる様子を思い浮かべると、からだの力が自然と抜けていくのです。苦手な場所のイメトレでは、地元の急なカーブが続く坂道を思い浮かべます。この道を車で運転するとき、いつも「嫌だな」「不安だな」と感じていたからです。

影森先生とイメージトレーニングを始めて2カ月くらい過ぎた頃、苦手な坂道に行ってみることにしました。多少の不安感やドキドキはあったものの、これまでよりもずっと楽な気持ちで運転できている、「効果が出ている！」とうれしくなりました。

影森先生からは、「ダメだと思ったときは無理せず、苦手な場所に行くのはやめてくださいね」とアドバイスを受けていました。「ダメだったら引き返せばいいんだ」と思えたことで、自分を追い込まずに済んだのも、よかったのだと思います。その3週間後にもう一度トライしたところ、今度はドキドキも不安感もなく運転することができました。

私は眠りが浅く、夜中に3回くらい目が覚めてしまい、熟睡できないのも悩みでした。

影森先生に相談したところ、安眠効果があるツボの「印堂」と「攅竹」を押してから寝るようにすすめられました。さっそくやってみると、今までとは眠りの深さが違ったのです。ツボの力に感動しました。ぐっすり眠れるようになって体調がよくなったこともあり、気持ちが安定した日々を過ごせるようになりました。

ところが2022年2月、家族でスキー旅行に行く前に忙しくしていたら、突然、不安に襲われたのです。動悸が始まり、足が冷え、上半身の筋肉がピーンと張り、貧血を起こしたときのようになりました。「これはまずい……」と一瞬、焦りましたが、すぐにお守りツボを押して、おもち呼吸法も実践。「大丈夫、大丈夫」と自分に語りかけ、ゆっくり呼吸することを意識したら徐々に落ち着き、大事に至らずにすみました。旅行中も発作を起こすことなく、家族とスキーを楽しむことができたのは、「影森式メソッド」のおかげです。

イメージトレーニングやおもち呼吸法を身につけると、「これを知っているから私は大丈夫」と自信を持て、パニック発作を回避するのにとても効果があると感じています。加えて、適度な運動と適度に自分を甘やかすこと、定期的に自分のメンテナンスすることが、パニック障害の再発予防に役立っていると思います。

影森佳代子

鎌倉ひまわり鍼灸院 院長。
1964年生まれ。ボストン大学教養学部心理学科卒業。同志社大学大学院修士課程修了。早稲田医療専門学校鍼灸学科卒業。心理カウンセラーを経て、鍼灸師として独立。延べ施術数は2万件以上。30代でパニック障害を発症する。心理学と東洋医学を統合した独自のメソッドで自ら克服。「影森式メソッド」としてパニック障害に苦しむ人たちにノウハウを伝え、多くの治療実績を上げている。著書に『パニック障害 大丈夫！ からなずよくなる』（小社）がある。
鎌倉ひまわり鍼灸院 https://kamakura-hari.com

Staff
デザイン ● アルビレオ　イラスト ● 林 ユミ
執筆協力 ● 東 裕美　校正 ● 石井文雄
音声収録 ● 映像工房アトリエカツキ
編集 ● 村松千絵（クリーシー）

本書の内容に関するお問い合わせは、お手紙かメール（jitsuyou@kawade.co.jp）にて承ります。恐縮ですが、お電話でのお問い合わせはご遠慮くださいますようお願いいたします

※ QRコードは(株)デンソーウェーブの登録商標です。

誘導ボイスつき
影森式
パニック障害改善メソッド
セルフワークBOOK

2025年4月20日　初版印刷
2025年4月30日　初版発行

著　者　影森佳代子
発行者　小野寺優
発行所　株式会社河出書房新社
〒162-8544 東京都新宿区東五軒町2-13
電話 03-3404-1201（営業）
03-3404-8611（編集）
https://www.kawade.co.jp/

印刷・製本　株式会社暁印刷

Printed in Japan ISBN978-4-309-29482-7